"弯"美人生

——脊柱侧弯抗弯指南

主　编　龚少鹏　许　玮

副主编　南小峰　谢　华

　　　　赵立伟　王佳齐

浙江工商大学出版社

ZHEJIANG GONGSHANG UNIVERSITY PRESS

·杭州·

图书在版编目（CIP）数据

"弯"美人生：脊柱侧弯抗弯指南 / 龚少鹏，许玮
主编. — 杭州：浙江工商大学出版社，2022.7(2024.8 重印)
　ISBN 978-7-5178-4998-8

　Ⅰ. ①弯… Ⅱ. ①龚… ②许… Ⅲ. ①脊柱畸形－防
治－指南 Ⅳ. ①R682.3－62

中国版本图书馆 CIP 数据核字(2022)第 103579 号

"弯"美人生——脊柱侧弯抗弯指南

"WAN" MEI RENSHENG——JIZHU CEWAN KANG WAN ZHINAN

主　编　龚少鹏　许　玮
副主编　南小峰　谢　华　赵立伟　王佳齐

责任编辑	熊静文
责任校对	张春琴
封面设计	浙信文化
责任印制	包建辉
出版发行	浙江工商大学出版社
	（杭州市教工路 198 号　邮政编码 310012）
	（E-mail：zjgsupress@163.com）
	（网址：http://www.zjgsupress.com）
	电话：0571－88904980，88831806（传真）
排　版	杭州朝曦图文设计有限公司
印　刷	杭州宏雅印刷有限公司
开　本	710mm×1000mm　1/16
印　张	11
字　数	191 千
版 印 次	2022 年 7 月第 1 版　2024 年 8 月第 4 次印刷
书　号	ISBN 978-7-5178-4998-8
定　价	65.00 元

序 一

受作者龚少鹏的邀请，我非常高兴为《"弯"美人生——脊柱侧弯抗弯指南》一书作序。

看到我们治疗脊柱侧弯的现代方法在中国得到大量的应用，我感到非常欣慰。这一切要感谢我们中国团队所做的努力，特别是南小峰先生。

从本书的名字可以看到我们对待脊柱侧弯矫正的观念正在发生变化！实际上，只有极少数的脊柱侧弯会真正影响到患者的健康。在大多数情况下，侧弯最初只是形态的变化，而非真正的疾病。因此，脊柱侧弯患者通常可以和其他没有侧弯的人一样享受正常生活。

不幸的是，即使是在今天，侧弯仍然会让患者和他们的家人心中产生不必要的恐惧，这主要是受到主张患者进行手术的脊柱外科医生的影响。而根据现有的科学知识，手术矫正方法并未被高质量的文献和研究所支持，所以这些说法并不能让人信服。

脊柱侧弯是脊柱自身（通过 X 线片诊断）以及体态（临床体态照片）的改变。对于受到侧弯影响的人们来说，其实最重要的是体态和仪容的问题。

一方面，对处于发育期的青少年脊柱侧弯患者，保守治疗可以很好地改善体态甚至减少侧弯度数；另一方面，众所周知，体态问题（如凸侧背部的隆起）可能在手术一两年后再度出现，最初的手术效果可能不再让患者满意。

本书描述了脊柱侧弯保守治疗的历史和发展，更难能可贵的是作者通过生动翔实的案例和科学实证来描述脊柱侧弯保守治疗的过程，让脊柱侧弯这四个字听起来不再那么让人恐惧。

我深信这本书可以打开患者的眼界。美好的生活应该放在第一位，脊柱侧弯放在第二位。脊柱侧弯绝不应阻止任何人过上美好的生活，也不应造成毫无根据的恐惧影响患者的生活质量！当然，一个人应该尽一切可能改善生长过程中的仪容和外观。但不是不惜一切代价！

在脊柱侧弯的治疗中,上述观点的声量并不大！因此,我希望本书能够广为流传。

汉斯-鲁道夫·韦斯,医学博士

2022 年春季

附原文:

Preface One

With great pleasure I accepted the invitation to write a few words about the book *Beautiful life with scoliosis*.

I am very happy that our modern methods of treating patients with spinal deformities have found their way into China and thanks to our great Chinese team, first and foremost to Nan Xiaofeng, have been so widely disseminated!

Even the title of this book promises a paradigm shift! In fact, very few spinal deformities are worrisome in terms of affecting health. In most cases, it is initially only a change in shape and not a disease. Therefore, one can usually live with a spinal deformity just as well as people without spinal deformities.

Unfortunately, even today unnecessary fears are stirred up in patients, mainly by spine surgeons who pursue the goal of operating on the affected patients. According to current scientific knowledge, there is no high-quality evidence for the operation and therefore no compelling indication.

A spinal deformity is indicated by a deformation of the spine itself (X-ray) and a deformity of the trunk (clinical picture). What may be most important for those affected is the deformity of the trunk and the possible cosmetic impairment.

On the one hand, with modern conservative treatment, the trunk deformity can be favorably influenced while the patient is still in the growth spurt; On the other hand, it is known that after surgery the rib hump usually reappears within a year and the initially acceptable surgical result may no longer satisfy the affected person.

Therefore, more important to us is this book, which describes the history and development of modern conservative scoliosis treatment, which shows the possibilities of modern conservative scoliosis treatment in a way that the diagnosis of scoliosis may lose its terror.

It is my deep conviction that this book can open the eyes of patients. First comes the good life and then comes scoliosis. In no way should scoliosis prevent anyone from living a good life, and in no way should it affect the quality of life of patients through unfounded fears! Of course, one should do everything possible to improve the cosmetic appearance during growth. But not at any price!

This message cannot be said loud enough! Therefore, I wish this book a wide distribution.

Hans-Rudolf Weiss, M. D.

In Spring 2022

序　二

当《"弯"美人生——脊柱侧弯抗弯指南》这本书稿完成时，我非常高兴，我们团队又多了一本普及脊柱侧弯知识的读物。2021年11月，国家卫生健康委员会发布《〈儿童青少年脊柱弯曲异常防控技术指南〉及编写说明》，将脊柱侧弯的筛查纳入中小学体检项目中。这表明，国家已经非常重视青少年脊柱侧弯问题，我们作为这一领域的从业者深知这项政策对于一个孩子、一个家庭的影响。

当大家看到这本书时，部分家庭已经与"脊柱侧弯"这个陌生的词联系在一起了，尤其在初期，大多数家庭陷入无助、迷茫的状态，这是一种很自然的心态。希望通过本书，能让大家进入理性、客观的状态，积极面对，既不消极应对，也不过度恐慌。

脊柱侧弯，伴随孩子一生。这本书以时间为主线，以真实案例为点缀，用大量的论文证据来说明，用事实来说话，把一个个脊柱侧弯人群关注的问题讲得清楚、明白。

患上脊柱侧弯后，身体不一定美了，但通过努力治疗（避免手术治疗方式），可以获得稳定对称的身体。患者虽然身体"弯"，但仍然能够享有"弯"美人生！

施罗斯中国区负责人南小峰

2021年11月于西安

序　三

2014 年 9 月，施罗斯家族第三代传人韦斯医生首次来华授课，传授施罗斯脊柱侧弯保守治疗体系，至今已有 7 年多的时间。本人有幸于 2015 年接触并系统学习施罗斯体系，从那时起我便一直给脊柱侧弯的朋友教授施罗斯体操，帮助他们发生变化。

施罗斯体系根据脊柱弯曲的不同将侧弯分成 7 种分型，我们会根据每位患者的具体分型教授不同的体操动作，并给他们设计个性化的施罗斯训练方案。得益于韦斯医生对施罗斯体系的推进，体操训练变得越来越简单和高效，大多数脊柱侧弯的朋友学习体操后经过一段时间的居家练习都取得了可喜的变化，随着体态的改善和心态的调整，那些长期笼罩在他们心中的乌云也逐渐散开。

在日常的体操教学中，我们让脊柱侧弯的朋友甚至小孩子掌握施罗斯体操并非难事，但我们发现，在体操教学中和患者及家长沟通，让他们正确了解脊柱侧弯更为重要。对于大多数特发性脊柱侧弯的患者来说，脊柱侧弯并不会危及生命，也不会对他们的健康产生实质性的影响，他们能够和正常的成年人一样，结婚生子、工作就业、乐享运动和健康，当我们在理论课上讲授这些知识时，孩子们和他们的父母大多会如释重负。

韦斯医生小时候就在施罗斯诊所看外婆和妈妈教患者练习体操，那时的患者现在已经成为长者并和施罗斯家族一直保持着往来和友谊。施罗斯家族钻研脊柱侧弯已经有 100 年的历史（施罗斯体系 1921 年创立于德国），全世界已经有几代人因此受益。施罗斯体系进入中国以来，我们也欣喜地看到很多发育期脊柱侧弯的孩子经过支具和体操的治疗，度数减少，体态改善；也有更多的孩子脱支 2—3 年后复查度数仍然稳定、体态对称；有很多成年人练习体操后疼痛状况改善，变得更加美丽和富有活力；也有很多老太太为了更漂亮和身体更健康而学习施罗斯体操。

目前，社会上对青少年特发性脊柱侧弯的关注普遍更多，但脊柱侧弯患者既包含驹齿未落的孩童，又有耄耋老人，对脊柱侧弯人群的关注也不应局限于青少年,它应该是全生命周期的关怀和守护。本书旨在按照脊柱侧弯在不同年龄阶段的发病特征、治疗方法、患者关心的问题和需要注意的事项等,将施罗斯家族及中国团队在脊柱侧弯保守治疗方面的经验分享给广大患者、患者家属及治疗师,让我们一起帮助侧弯患者达成他们的"弯"美人生!

龚少鹏

2022 年春

序 四

1994年，因非常偶然的机会，我进入中国假肢矫形技术中等专业学校就读，该校是当时中国政府与德国政府的合作项目，是亚洲地区第一所假肢与矫形技术专业学校，国内的康复工程专业大发展也是从这所学校开始起步的，作为这所学校的第一届学生，我们与康复工程专业结下了不解之缘。

近30年来，我们参与了国内康复工程技术在临床推广与使用的全过程。国内脊柱侧弯保守治疗的发展有两个重要的时间节点值得大家记住：一个是1997年色努支具技术的引进，另一个是2014年施罗斯体系的整体引入。

施罗斯体系引入国内的时候其实正是国内脊柱侧弯保守治疗技术发展最迷茫的时期，大家在2014年之前都受困于支具矫形效率低、预期差的难题，我们与施罗斯体系结缘也就在这个阶段。

2012年起，我的同学南小峰老师率先全身心投入脊柱侧弯保守治疗领域，当然，他也是最早体会到技术瓶颈的，但是自2013年起，陆续到来的几名患者引起了大家的注意，她们穿戴的支具被称为德国支具，是她们国外的亲友帮忙联系，专程远赴德国定制的支具。对这几个支具的形态、支具片的观察，完全颠覆了我们以前对于脊柱侧弯支具设计的认知。

2014年初，通过与德国方面的不断接触，我们对这个一家三代从事脊柱侧弯保守治疗的施罗斯家族有了更全面的了解。南小峰、谢华专程赴德国进行了技术考察并表达了将德国施罗斯支具技术引入国内的意愿，同时也去了一趟法国拜会已年逾九十的色努医生，也是这次欧洲之行，才让我们了解到色努支具与施罗斯家族之间的关联。

施罗斯体系的建立、传承、发展始终没有停止过。20世纪80年代起，韦斯博士就开始将支具体系引入脊柱侧弯的保守治疗中；在材料技术飞速进步的20世纪90年代，韦斯博士与色努博士一起推进了第一次脊柱侧弯支具体系的革新；进入21世纪，在计算机辅助设计与计算机辅助制造（Computer Aided Design and Computer Aided Manufacturing，CAD/CAM）及3D扫描技术的支持下,韦斯博士领导了支具发展史上的第二次技术革新,并将自己发明的支具体系定名为 GBW(Gensingen Brace Weiss)支具。在取得如此非凡成绩的同时,韦斯博士指出:材料进步、计算机辅助设计与计算机辅助制造、3D 扫描都只是生产工具的变化,GBW 支具取得好的效果,只是利用了先进的技术手段将卡塔琳娜·施罗斯(Katharina Schroth)与克丽丝塔·施罗斯(Christa Schroth)的矫形思想付诸实践。韦斯博士和她的母亲克丽丝塔共同升华了施罗斯脊柱侧弯矫形体系,GBW 支具让处于发育期的小朋友摆脱了老式的、长期的住院治疗,获得了参与正常社会活动的能力,而更有效率的施罗斯体操能加快小朋友的恢复速度。

德国之行结束后,南小峰在最短的时间内攻克了数字加工技术,扫除了支具德国设计本地加工的最后障碍。2014 年底,GBW 支具正式引入国内,至此也为国内脊柱侧弯保守治疗的快速发展按下了启动键。

2021 年 3 月,由施罗斯最佳实践学院主办、施罗斯印尼团队承办的"施罗斯创立 100 年纪念会议"在线上举行,施罗斯中国技术团队携丰富的实践成果向全球治疗师发出了有关脊柱侧弯保守治疗的中国声音。7 年时间,我们也完成了从学习者到实践者,再到分享者的发展过程。施罗斯体系所倡导的"有效的支具＋个性化体操"模式在国内也从一开始被质疑发展到现在成为脊柱侧弯保守治疗技术的主流,成为所有从业者竞相学习和模仿的对象。

希望本书能帮助大家正确认识脊柱侧弯,找到对自己有所帮助的方法。

许 玮

2022 年春

目　　录

第一章　施罗斯历史

一、脊柱侧弯和施罗斯体操

正常的脊柱从后面看应该是一条直线，脊柱侧弯就是脊柱在冠状面发生了左右偏移，并且 Cobb 角超过 $10°$，脊柱侧弯还应当伴随着脊柱在水平面和矢状面的一系列变化，患者弯腰时背部脊柱凸侧的位置会隆起（躯干旋转度 ATR$>5°$）。如图 1-1 所示，胸右凸的侧弯患者，所有侧弯迹象清晰可见：第一，躯干偏离中线；第二，右侧背部隆起；第三，胸椎向后的曲度变少（平背），经放射影像测量 Cobb 角超过 $10°$。

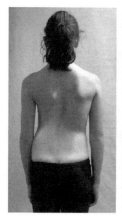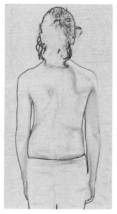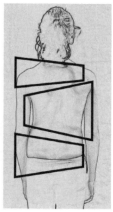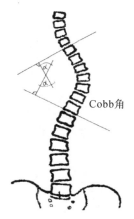

图 1-1　胸右凸的侧弯患者，所有侧弯迹象清晰可见

在所有的脊柱侧弯中，特发性脊柱侧弯（没有任何已知的发病原因）占 $80\%—90\%$，它有别于其他有明确病因引起的脊柱侧弯，包括先天性椎体发育异常引起的脊柱侧弯、神经肌肉疾病引起的脊柱侧弯、其他新陈代谢疾病或系统性疾病等引起的脊柱侧弯。女性特发性脊柱侧弯的发病率约是男性的 4 倍。

脊柱侧弯常见于青春期的女孩，由于青春期孩子的脊柱生长速度非常快，侧弯如果没有及时干预可能会迅速加重(平均每个月增加 1°)。

施罗斯体操由德国施罗斯家族于 20 世纪 20 年代创立,专门用于脊柱侧弯患者矫正康复训练,至今已有 100 年的悠久历史,一直是脊柱侧弯矫正方法的黄金标准。施罗斯体系经过不断发展,目前主要采用 GBW 支具和施罗斯体操相结合的方式对处于青春发育期的侧弯孩子进行有效矫正(如图 1-2),帮助了全世界无数侧弯患者避免手术并恢复健康。

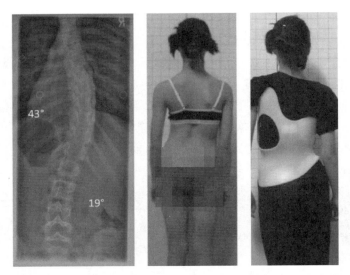

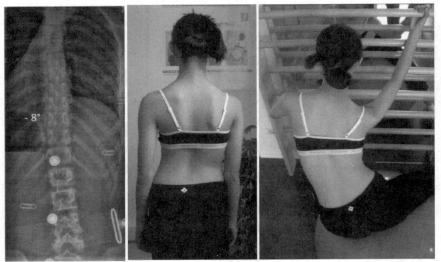

图 1-2 胸右凸的侧弯患者,佩戴 GBW 支具和练习施罗斯体操进行矫正

二、施罗斯体系创始人卡塔琳娜·施罗斯[①]

施罗斯的所有故事应该从一个世纪前一名身患脊柱侧弯的女孩卡塔琳娜·施罗斯(Katharina Schroth)说起。1894 年 2 月 22 日卡塔琳娜生于德国德累斯顿(Dresden)。她患有中度的脊柱侧弯,16 岁的时候接受过钢制支具的治疗,但并没有得到很好的改善,她也多次尝试了当时已知的各种方法,结果均以失败告终。

卡塔琳娜受到一个气球的启发,她发现站在镜子前不断地练习吸气到自己身体的凹侧,并且将身体从凸侧向凹侧进行平移,可以改善侧弯的体态(如图 1-3)。经过不断的练习,自己的体态和健康状态明显好转。

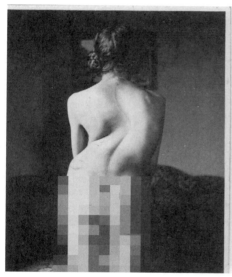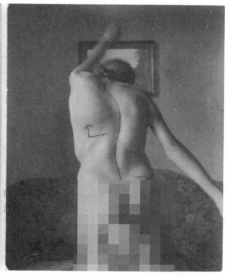

图 1-3　胸右凸的侧弯患者,在进行平移和呼吸训练时体态得到明显的改善

根据医学界多年的经验,脊柱侧弯如果不加以控制,由于重力的作用和人体力量的非对称性,侧弯的度数会不断加深,进入一个恶性循环的状态。所以,必须找到一种方法对该状况进行控制并矫正弯曲的脊柱。而这种方法最终被一个没有经过任何医学培训,且自身有侧弯缺陷的女孩发明,这在当时确实是一件震惊医学界的大事。卡塔琳娜在发明这种康复方法的时候并没有意识到,她所做

---

① WEISS H R. The method of Katharina Schroth-history, principles and current development[J]. Scoliosis, 2011, 6(17): 1-22.

的其实是在和当时流行的医学观点进行抗争。因为当时流行的医学观点认为该种疾病是无药可救的。反对的声音也开始出现,医生和大学教授质疑卡塔琳娜既不是专业导师也不是医生,只是个学校教师,从体操学校毕业后就设立治疗机构,资历难以服众。这就意味着,她需要努力坚定自己的目标,决不放弃。当时,她周围有一群来自德国和周边国家的脊柱侧弯患者,她们希望通过她寻求解决方法。经过一段时间的治疗后,她所有的患者和患者的父母都意识到,她的方法有效。

这个发现尽管在当时非常偶然,却为后来赫赫有名的施罗斯方法的诞生打下了深厚的基础。卡塔琳娜为了这个理疗方法曾很纠结,因为她想放弃她的工作(当时她确实曾短暂地放弃过一段时间),专心研究该方法是否永远有效而不是特例。幸运的是,在很多患者父母的鼓励下,她最终打消了疑虑,继续沿着她的道路进行探索。

1921年,卡塔琳娜在德国的麦森(Meissen)开始实施和推广她的脊柱侧弯疗法,当时治疗的大部分患者弯弧都超过80°,剃刀背明显并且身体僵硬。图1-4是20世纪30年代的脊柱侧弯严重患者在进行体操运动的图像资料,图1-5是卡塔琳娜与她的患者的合影照片。

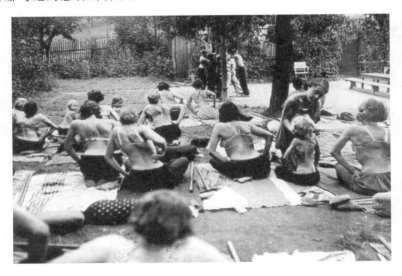

图1-4 20世纪30年代,一群脊柱侧弯严重患者在花园里进行体操运动

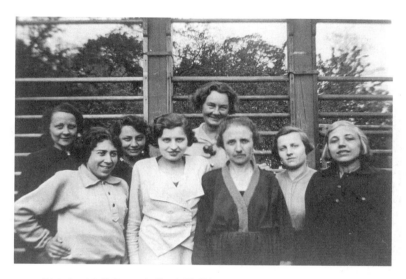

图 1-5　20 世纪 30 年代，卡塔琳娜（后排左三）与她的患者合影

在 20 世纪 40 年代，卡塔琳娜的女儿克丽丝塔·施罗斯（Christa Schroth）也帮助卡塔琳娜一起辅导和治疗弯弧较大的侧弯患者（如图 1-6、图 1-7）。

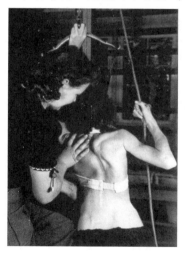

图 1-6　20 世纪 40 年代，克丽丝塔
在指导患者进行训练

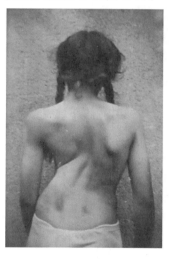

图 1-7　在施罗斯诊所接受
治疗的一名侧弯严重患者

三、第二代传人克丽斯塔·施罗斯

1961 年,卡塔琳娜、克丽斯塔母女二人在巴德·索贝恩海姆(Bad Sobern-heim)开设诊所,吸引了大批患者,高峰时多达 150 人,患者通常都住院治疗 6 个星期(如图 1-8)。

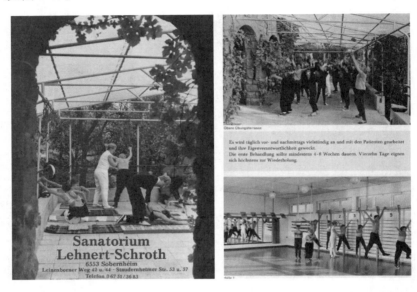

图 1-8 在巴德·索贝恩海姆的疗养院内,克丽丝塔指导患者进行体操训练

20 世纪 70 年代,克丽斯塔改进治疗方法,制定一套简单的脊柱侧弯分型体系,时至今日,该体系仍为广大物理治疗师所使用。此外,她发现腰部和骨盆的弯弧(即四弧)对特定模式的姿势矫正很重要(如图 1-9)。

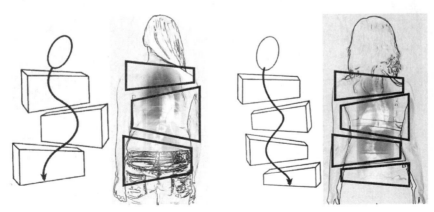

图 1-9 克丽丝塔·施罗斯体系中最早的三弧和四弧分型

1973 年,克丽丝塔总结了母亲卡塔琳娜和自己几十年中积累的侧弯矫正经验,首次出版了《脊柱侧弯的三维治疗》一书(如图 1-10)。这本书极具历史重要性,德文版现已出到第 8 版(2021 年),并被译为不同文字,包括英文、西班牙文、中文和韩文等。

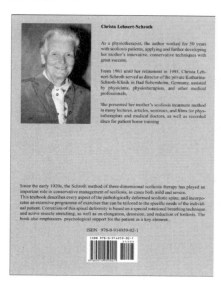 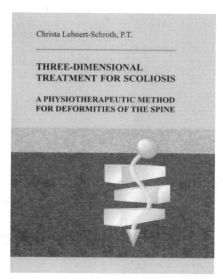

图 1-10　克丽丝塔著的《脊柱侧弯的三维治疗》

四、第三代传人韦斯医生和施罗斯最佳实践体系(SBP)

在 20 世纪 90 年代,矫正胸腰部弯弧的治疗体系不断向前发展,包括利用腰大肌的反旋效果来矫正四弧类型的侧弯。教导患者的运动也愈来愈多,患者需俯卧活动身体,大量使用不易居家操作的辅助矫正器材(如图 1-11),施罗斯第三代传人韦斯医生分析原始施罗斯方法的各个方面,发现施罗斯原始方法的关键因素之一,是在某些不对称站立的起始位置,借助不对称的姿势激活肌肉,从而主动对脊柱进行矫正。体操运动可在不对称站立的起始位置预先矫正姿势。但若从躺卧位置开始,会因姿势反射活动而不能预先矫正姿势。因此,若开始做运动时,采取仰卧或侧卧等舒适的体位,矫正效率将会大打折扣。

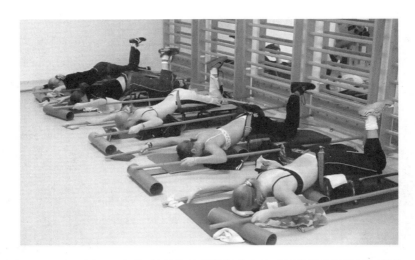

图 1-11　20 世纪 90 年代,施罗斯诊所让侧弯患者采用俯卧位进行矫正训练

随着时间的推移,施罗斯诊所重点渐渐放在矫正不对称骨盆上,以改善腰骶弯弧(一般称之为"腰弯")。遗憾的是,原先施罗斯治疗强而有力的矫正开始减弱。矫正只至中线,使躯干对称,而不是做过度矫正。治疗和训练方法越发烦琐,集中在微细偏差上,却忽略了对主弯的矫正。

自从医神集团(Asklepios Group)收购施罗斯诊所后,治疗操作更加复杂,患者难以掌握。当时一个治疗师往往要面对 15—16 个患者,组员过多明显阻碍患者病情的改善。一方面,施罗斯诊所的运动方法停滞不前,虽然运动技巧依然有效,但患者需要花费大量精力才能做到;另一方面,支具的治疗一直在演变和改善。

同时,弯弧小于 40°和典型的平背患者越来越常见,但改善矢状面的方法未能系统地发展。而施罗斯方法是用来治疗弯弧超过 80°及躯干旋转和剃刀背引致的驼背的。矫正中度弯弧只从冠状面和水平面入手,较少考虑矢状面曲线的矫正。矫正平背的唯一方法是旋转式呼吸,但体操的起始位置仍然是提起双臂,反而会加重平背的状况(如图 1-12)。

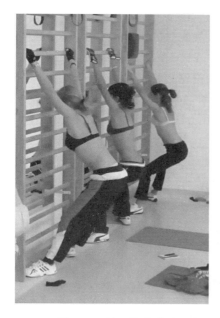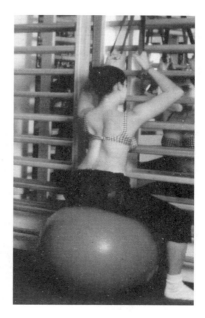

图 1-12　施罗斯老式练习方法会加重侧弯患者胸椎前凸的状况

　　2001 年,来自美国的莫拉马尔科(Moramarco)医生为了女儿的脊柱侧弯接触了韦斯医生,寻求专业意见和治疗。2002 年初,当时的施罗斯诊所总监韦斯医生欢迎莫拉马尔科一家到访,两位医生之后建立了长久的专业关系。莫拉马尔科持续钻研施罗斯技巧,包括参与 2004 年里戈(Rigo)医生的课程和接受克丽丝塔的非正式训练。2006 年,韦斯医生发布了最新的施罗斯方法,能够同时兼顾矢状面曲线的矫正。同年,他出版了《脊柱侧弯的最佳保守治疗方法》。在 2007 年波士顿的国际脊柱侧弯矫形与康复治疗学会年会上,韦斯医生介绍了此理念,并邀请了莫拉马尔科前往德国,参与第一次施罗斯国际认证课程。莫拉马尔科成为施罗斯诊所认证的第一位使用施罗斯治疗方法的美国医生。回到美国后,他设立了第一所基于施罗斯门诊方法的诊所,使用韦斯医生施罗斯最佳实践体系(Schroth Best Practice,SBP),患者在一星期内就能完成门诊治疗。

　　过去 10 多年间,施罗斯最佳实践体系传出欧洲。在美国,莫拉马尔科医生融合了施罗斯最佳实践体系,其他的施罗斯治疗师在乌克兰、俄罗斯、韩国、中国、日本、印度尼西亚、新加坡、澳大利亚等国家和地区的诊所也将施罗斯最佳实践体系发扬光大。韦斯医生继续在国际上培训医生和治疗师,一心优化最新的施罗斯方法和与之配合的支具,施罗斯的 GBW 支具现已在美国、欧洲、亚洲广泛应用。由于患者一直致力于寻找手术治疗的替代方法以阻止弯弧恶化,改善姿势,减轻疼痛,施罗斯治疗和支具应用的效益很快传播开来,现已举世闻名,并在各个国家治疗师的实施中不断优化和发展。

　　韦斯博士分别于 2014 年和 2015 年来中国传播施罗斯最佳实践体系(如图 1-13、图 1-14),希望通过施罗斯体操和支具帮助更多脊柱侧弯患者(如图 1-15)。同时,龚少鹏和德国专家一起在国内不断开设施罗斯认证课程,培养更多的治疗师(如图 1-16)。施罗斯体系不断发展,2020 年《施罗斯读本——脊柱侧弯和其他脊柱畸形》出版,汇集了全球脊柱侧弯保守治疗团队的最新研究成果(如图 1-17)。

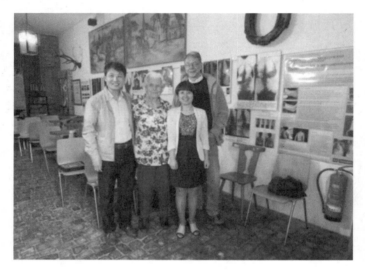

图 1-13　2014 年南小峰及其夫人在施罗斯博物馆和克丽丝塔、韦斯博士合影

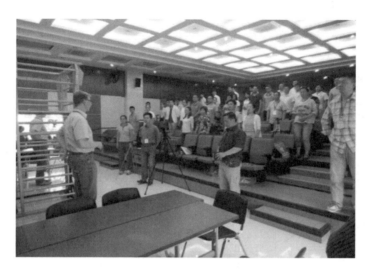

图 1-14　2015 年的 SBP 治疗师认证课程，国内脊柱侧弯
领域的很多专家都参加了

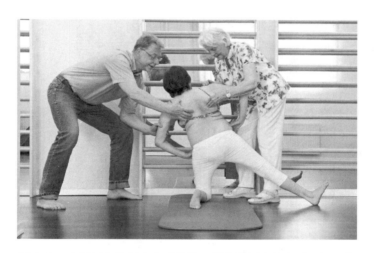

图 1-15　韦斯医生和母亲克丽丝塔一起指导侧弯患者（超过 100°）
练习施罗斯体操

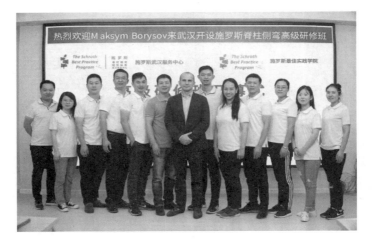

图 1-16　2019 年施罗斯高级讲师马克西姆（左七）到武汉工作室
开设高级课程，龚少鹏（右六）担任翻译

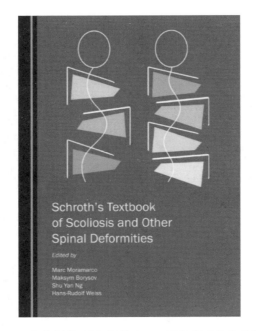

图 1-17　2020 年出版的《施罗斯读本——脊柱侧弯和其他脊柱畸形》

第二章　科学实证

早期支持施罗斯治疗的系统性科学研究结果大多由施罗斯家族的第三代传人韦斯医生总结和发表，公开发表的成果最早可以追溯至 1995 年，是 1989—1991 年治疗患者的所得，成果在德国出版。韦斯医生也研究了施罗斯体操对改善心肺功能[①]、肺活量、不平衡肌电信号[②]以及疼痛的作用。一份发表在《脊柱》(spine)期刊上的研究发现，一组在施罗斯诊所住院的患者，使用施罗斯疗法改善了肺活量、胸廓肋骨活动、肌肉不平衡、生活质量以及心理状态，减轻了疼痛[③]。

目前治疗脊柱侧弯的方法包括物理康复、支具矫正及脊柱融合手术。在这 3 种方法中，针对脊柱侧弯的物理康复领域的研究最少，并且各种康复方法一直备受争议和质疑。历史上，外科医生一直掌握着脊柱侧弯治疗的话语权，大多反对以运动治疗不同程度和风险的脊柱侧弯。当然，他们对这个群体如何做运动改善脊柱侧弯并不感兴趣，就连如何增强脊柱柔韧性以及改善生活质量也漠不关心。在很多国家，关于脊柱侧弯运动的研究几乎不存在。在《脊柱侧弯与人类脊柱》一书中，霍伊斯（Hawes）留意到英语国家对脊柱侧弯的物理康复长期以来都有偏见，建议的轻微侧弯治疗方法是"观察"。不尽早治疗的处理方法，可视为维护行业利益的表现。

如上所述，关于脊柱侧弯物理康复的科学文献甚少，远不及手术技巧或支具的研究。2012 年 S. C. Mordecai 和 H. V. Dabke 等人的研究指出需要更高等级

①　WEISS H R. The effect of an exercise program on vital capacity and rib mobility in patients with idiopathic scoliosis[J]. Spine，1991，16(1)：88-93.

②　WEISS H R. Imbalance of electromyographic activity and physical rehabilitation of patients with idiopathic scoliosis[J]. European Spine Journal，1993，1(4)：240-243.

③　WEISS H R. Scoliosis-related pain in adults：Treatment influences[J]. European journal of physical medicine & rehabilitation，1993，3(3)：91-94.

的证据支持物理康复作为脊柱侧弯的治疗方法。[①] 截至 2020 年,也只有少量回顾性对照研究(第三等级证据)、几份前瞻性对照研究(第二等级证据)和 3 份随机对照研究(第一等级证据)。

　　SOSORT 是国际脊柱侧弯矫形和康复治疗学会的简称,该学会在《2016 年 SOSORT 指南:青春期脊柱侧弯的矫形和康复治疗指南》(以下简称《2016 年 SOSORT 指南》)[②]中列出了不同侧弯治疗方式被不同级别证据支持的论文数量,如表 2-1 所示。

表 2-1 　《2016 年 SOSORT 指南》不同侧弯治疗方式被各级别实证支持的论文数量

单位:篇

治疗方法	Ⅰ级	Ⅱ级	Ⅲ级	Ⅳ级	Ⅴ级	Ⅵ级	合计
支具	2	3	3	6	12	1	27
发育期内阻止侧弯发展的针对性锻炼	1	1	1	0	8	1	12
支具和手术治疗中的针对性锻炼	0	3	0	0	3	0	6
其他保守方式	0	0	0	0	2	0	2
心肺功能锻炼	0	0	0	0	3	0	3
体育运动	0	0	2	0	3	1	6
评估	0	0	1	9	1	3	14
合计	3	7	7	15	32	6	70

　　阻碍物理康复治疗研究的原因之一是,赞助机构能够拨出经费做康复治疗研究的极其有限。随机对照研究是研究的黄金标准,需要资金和支持。医生个人或小型组织,纵使有心提升特发性脊柱侧弯的非手术治疗水平,也很难开展随机对照研究或任何要较大样本以达至更高级别证据的对照研究。脊柱侧弯研究协会会员霍伊斯坦言:"做研究与管理诊所基本上是两个不同的专业。"这同样适用于保守治疗的医生,他们无法指望脊柱侧弯手术相关的企业提供 1000 美元的椎弓根螺丝来赞助融合手术,或要求最新双棒器械的供应商拨款。由于企业收

---

　　① 　MORDECAI S C, DABKE H V. Efficacy of exercise therapy for the treatment of adolescent idiopathic scoliosis: a review of the literature[J]. European Spine Journal, 2012, 21(3): 382-389.

　　② 　NEGRINI S, DONZELLI S, AULISA A G, et al. 2016 SOSORT guidelines: orthopaedic and rehabilitation treatment of idiopathic scoliosis during growth[J]. Scoliosis and Spinal Disorders, 2018, 13 (1): 1-48.

入增长基于脊柱手术数目增加及更长的融合节段，所以企业以顾问费形式资助外科医生的研究。

但决定改进运动康复的医生，为了孤单无助但又想要最佳治疗的患者和家人们，仍然不懈地研究和论证治疗方法。因此，关于保守治疗方式效果的实证将会越来越多！我们这里看下关于施罗斯体操和支具矫正脊柱侧弯最重要的 2 个一级科学实证。

一、关于施罗斯体操的一级科学实证

2016 年，《临床康复》（*Clinical Rehabilitation*）期刊刊登了土耳其马尔马拉大学健康科学学院的最新研究成果——《施罗斯三维矫正体操对青少年脊柱侧弯的效果：一项随机对照研究》[①]。45 名符合纳入标准的青少年特发性脊柱侧弯患者被分为 3 组，均练习施罗斯体操，第一组是门诊临床组，第二组是家庭练习组，第三组是对照组。门诊临床组和家庭练习组都在医院物理治疗师的监督下进行每周 3 次每次 1.5 小时的施罗斯体操练习，为期 6 周。体操练习动作在不对称的体位下进行，以最大限度地实现身体矫正。这些练习包括脊柱的延展、反向旋转、反向屈曲、拉伸、加强和旋转呼吸练习，以保持脊柱的最佳位置。6 周后，门诊临床组继续在物理治疗师的监督下进行练习，家庭练习组自行在家中练习。为了检查家庭组的配合情况，工作人员会定期询问该组患者的家长是否在家中进行了练习。第三组是对照组，这些患者仅仅进行了简单的观察。所有的受试者定期（即第 6 周、第 12 周和第 24 周）做一次复查，研究人员对情况进行对比。该研究结果显示，在物理治疗师全程监督下的门诊临床组施罗斯体操运动效果优于家庭练习组和对照组。另外，研究人员观察到在未接受治疗的对照组中，脊柱侧弯有恶化趋势。

二、关于支具矫正的一级科学实证

2013 年《新英格兰医学杂志》（*The New England Journal of Medicine*）刊登了美国爱荷华大学骨外康复科温斯坦医生团队的随机对照研究成果——《支具对青少年特发性脊柱侧弯的影响》[②]。研究对象均是处于生长发育期的特发

① KURU T，YELDAN İ，DERELI E E，et al. The efficacy of three-dimensional Schroth exercises in adolescent idiopathic scoliosis：a randomised controlled clinical trial［J］. Clinical Rehabilitation，2016，30(2)：181-190.

② WEINSTEIN S L，DOLAN L A，WRIGHT J G，et al. Effects of bracing in adolescents with idiopathic scoliosis［J］. The New England Journal of Medicine，2013，369(16)：1512-1521.

性脊柱侧弯患者。年龄 10—15 岁,骨龄为 0 级、1 级或 2 级,侧弯度数在 20°—40°之间,进入研究前未接受过任何治疗。在 2007 年 3 月至 2011 年 2 月之间,共有 1086 名患者接受了筛查。纳入该研究的 242 名患者中,146 名患者采取的是佩戴支具的方式,96 名患者采取的是观察的方式。研究中如果侧弯度数恶化并超过 50°视为干预失败,如果患者骨龄成熟时侧弯度数没有增加视为干预成功。研究结果显示:支具干预的成功率为 72%,而观察的有效率仅为 48%。这表明一半以上仅仅观察不做任何干预的患者最终侧弯都会恶化。研究主要结论如图 2-1 所示。

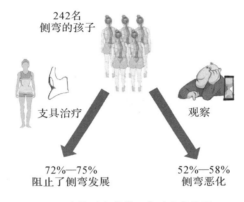

图 2-1　《支具对青少年特发性脊柱侧弯的影响》研究成果

第三章　驹齿未落篇(0—10 岁)

一、早发性脊柱侧弯

按脊柱侧弯发生的年龄来分，当 10 岁以前的孩子被诊断出侧弯时，我们称之为早发性脊柱侧弯(Early-Onset Scoliosis,EOS)。特发性的早发性脊柱侧弯占所有侧弯病例的 1‰左右。如果孩子在 4 岁以前被诊断出侧弯，我们称之为婴幼儿脊柱侧弯(Infantile Scoliosis)；如果侧弯发生在 4—10 岁之间，则称之为幼年脊柱侧弯(Juvenile Scoliosis)，幼年特发性脊柱侧弯占未成年人(18 岁以下)特发性脊柱侧弯病例的 10％—15％。[①]

据统计，婴幼儿脊柱侧弯中男孩和女孩的患病概率是差不多的，而幼年脊柱侧弯中男孩的比率略高于女孩；年龄再大一些的儿童的患病概率特点就和青少年的一致了，大多数是女孩，而且大多数是胸右凸。早发性脊柱侧弯的孩子侧弯恶化的风险集中在出生后前几年以及进入青春期之后这两个身高快速变化的时期。

二、先天性椎体发育异常

非特发性脊柱侧弯按发生的病因来分，又分为先天性椎体发育异常引起的侧弯、神经肌肉疾病引起的侧弯、其他新陈代谢疾病或系统性疾病等引起的侧弯。先天性椎体发育异常导致的脊柱生长不平衡被定义为先天性脊柱侧弯(如图 3-1)，发病率约为 1/1000。先天性椎体发育异常会导致脊柱的不平衡和不对称生长以及局部的脊柱和体态畸形。[②] 尽管椎体发育异常的问题可能是局部的，但整个脊柱的生长和排列都会受到影响。在先天性脊柱侧弯病例系列的报告中，半椎体是先天性脊柱侧弯中最常见的椎骨异常。即使在出生时出现椎骨

① SKAGGS D L, GUILLAUME T, EL-HAWARY R, et al. Early onset scoliosis consensus statement, SRS Growing Spine Committee, 2015[J]. Spine Deformity, 2015, 3(2): 107.

② RISEBOROUGH E J, WYNNE-DAVIES R. A genetic survey of idiopathic scoliosis in Boston, Massachusetts[J]. The Journal of Bone and Joint Surgery, 1973, 55(5): 974-982.

异常,临床畸形也可能直到儿童期后期才在生态学上显现。先天性脊柱侧弯在一般人群中的真正发病率仍是未知的,因为一些椎体的畸形细微,以至于无法察觉。由于发育异常,先天性椎体异常通常与椎管内、泌尿生殖系统、心血管、神经系统并发症和其他一般异常有关。

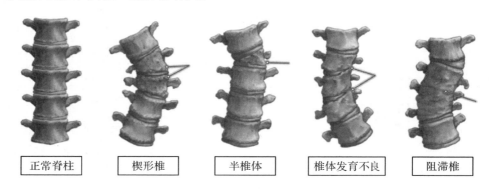

| 正常脊柱 | 楔形椎 | 半椎体 | 椎体发育不良 | 阻滞椎 |

图 3-1　常见先天性脊柱侧弯中的椎体发育异常

通常,由于孩子的身高在不断增加,在 10 岁之前由于椎体发育异常而出现的侧弯,如果不加干预就会自然发展到较为糟糕的结果。10 岁以前侧弯恶化的平均速度是每年 5°—6°,一些情况特殊(如脊柱分节失败并伴随半椎体)的患者每年会恶化 10°左右。[①] 确定和评估先天性侧弯进展的风险需要考虑 4 个方面的因素:异常类型、发生的部位、出现时的患者年龄以及是单弧还是双弧。[②] 由于孩子的身高在不断增加,所以仔细评估脊柱的状态和密切随访检查对于早期干预来说至关重要。

大部分支具矫正侧弯的案例都是针对特发性脊柱侧弯的,对于先天性脊柱侧弯的支具矫正案例较少,所以该领域的保守治疗研究文献十分有限。资料缺乏的其中一个原因是:纵使外科手术治疗效果并不确定,但先天性脊柱侧弯患者依旧会在患病早期接受手术治疗。可喜的是,我们在先天性脊柱侧弯的保守治疗上已慢慢积累了一些成功案例。

案例 3-1

小女孩胸腰段患有先天性半椎体,父母不愿接受手术,在支具下侧弯得到了

---

① 　BHAT S N, CHEEDELLA P, MOHANTY S P, et al. Analysis of Natural History of Curve Progression in Congenital Scoliosis[J]. EC Orthopaedics, 2017, 6(3): 92-99.

② 　JAMES J I. Idiopathic scoliosis: the prognosis, diagnosis, and operative indications related to curve patterns and the age at onset[J]. The Journal of Bone and Joint Surgery, 1954, 36(1): 36-49.

很好的矫正,并且阻止了先天性侧弯的继续发展恶化(如图 3-2)。

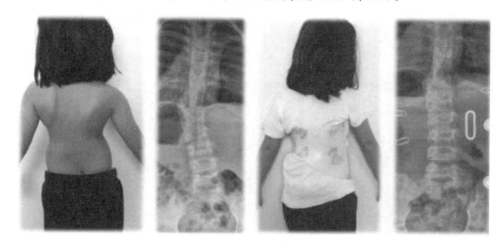

图 3-2　患有先天性节段发育缺陷(胸腰段半椎体)的小病人,
支具治疗得到很好的矫正效果

案例 3-2

女,2012 年出生,先天性脊柱侧弯,侧弯位置较高,并且合并部分肋骨融合,医院检查后认为早期无法手术,需要支具维持和控制度数恶化。这个孩子还在跟踪治疗(如图 3-3)。

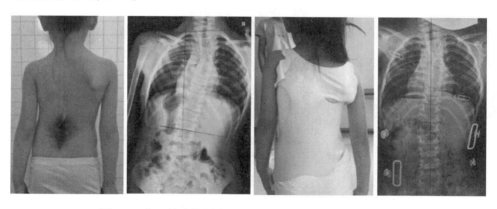

图 3-3　先天性脊柱侧弯女孩佩戴色努支具后的矫正效果

案例 3-3

男,2005 年出生,先天性脊柱侧弯,胸 12 半椎体。2009 年 4 岁时做了手术摘除半椎体,并通过内固定融合了上下 2 个椎体。术后脊柱侧弯得到完全矫正。2013 年复查时胸腰段侧弯 20°,骨盆不水平。考虑到孩子发育接近青春期,侧弯有进一步加重的风险,建议穿戴色努支具,每天 12 个小时,阻止侧弯加重,图 3-4 为男孩穿戴色努支具后拍片检查的结果。

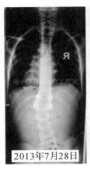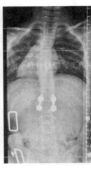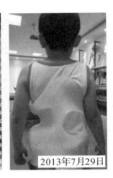

2013年7月28日　　2013年7月29日

图 3-4　男孩半椎体手术后穿戴色努支具控制侧弯发展

每半年复查 1 次,每年更换新支具,经过 7 年时间的治疗,2020 年孩子发育基本结束,停止支具治疗,体态对称,度数稳定。图 3-5 为男孩发育结束后的矫形结果。

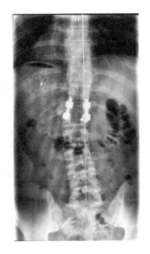

**图 3-5　男孩发育结束后
侧弯矫形的结果**

通过这个病例我们可以看到,从 2013 年到 2020 年 7 年时间,男孩侧弯度数基本保持，没有增加，安全度过了发育高峰期。先天性脊柱侧弯的孩子，就算做了手术，侧弯也有可能随着骨骼生长发育慢慢发展，这时就需要支具维持术后的结果，直到成年脊柱骨骼稳定，这点非常重要。

案例 3-4

双胞胎男孩患有不同程度的先天性脊柱侧弯（如图 3-6），临床上他们的体态都没有明显的不协调，由于骨骼发育已经成熟，弯型和体态比较平衡稳定，侧弯进一步恶化的风险较小，他们不需要任何治疗。

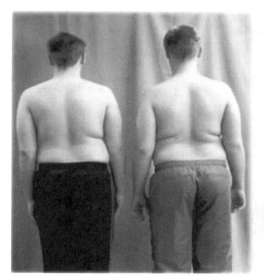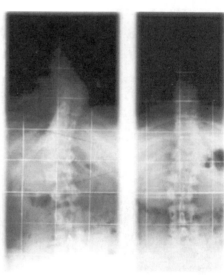

图 3-6　患有先天性脊柱侧弯的双胞胎男孩

三、神经肌肉型脊柱侧弯

国际脊柱侧弯研究学会将神经肌肉型脊柱侧弯定义为由大脑、脊髓和肌肉系统疾病引起的不规则脊柱弯曲。由于神经病理性或肌源性疾病，患者躯干无法保持适当的平衡，神经肌肉类型的侧弯常常伴有骨盆倾斜，孩子的骨盆一般一边高一边低。与特发性脊柱侧弯相比，神经肌肉型脊柱侧弯不仅在青春期更容易恶化，而且成年后有可能进一步发展。

常见的引起脊柱侧弯的神经肌肉型疾病包括神经纤维瘤、肌肉萎缩和多发性关节挛缩症、马凡氏综合征、小胖威利综合征、脊柱裂等（如图 3-7）。

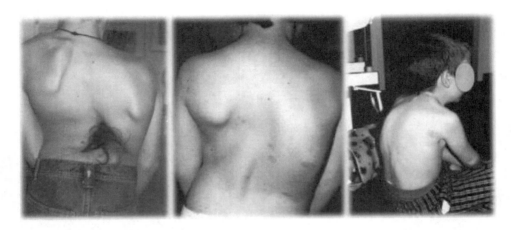

图 3-7　先天性脊柱裂、神经纤维瘤及关节挛缩症引起的脊柱侧弯

案例 3-5

患有马凡氏综合征的 2 岁女孩(如图 3-8),第一次拍片时有 2 个 20°左右的 S 弯,起初只是进行观察。但 6 个月时间,侧弯迅速恶化,增至 50°,此时开始佩戴支具。她一直坚持佩戴支具,4 岁半时,脱支复查度数已减至 24°。

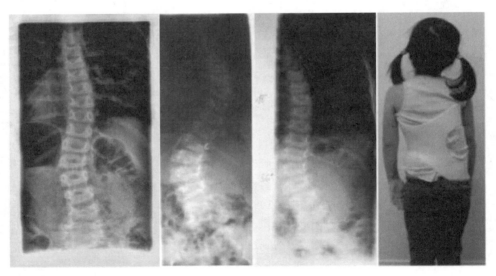

图 3-8　患有马凡氏综合征的女孩接受支具治疗

案例 3-6

患有神经纤维瘤的男孩（如图 3-9），X 线片显示 T8/T9 椎体已经出现显著楔形变，Cobb 角测量值为 60°，站立位的 X 线片和体表照片均显示中线偏移，胸廓随胸段主弯向右偏移。经过半年时间的支具穿戴，胸弯的发展趋势得到良好控制，由 60°降至 28°，向右偏移的胸廓和剃刀背均得到明显矫正。

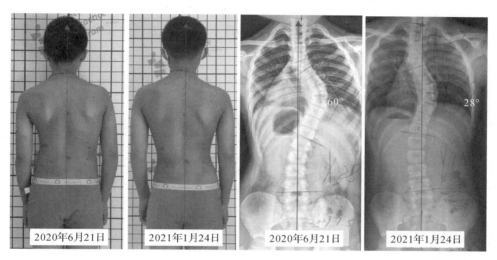

图 3-9　患有神经纤维瘤的侧弯男孩经过半年的施罗斯体操训练和支具矫正

四、体态不良和真正脊柱侧弯的区别

在进入青春发育期以前，有一部分 8—10 岁之间的儿童（男孩子会多一些）会出现一些看起来很像脊柱侧弯的姿态不良问题（如图 3-10），这时需要和脊柱侧弯小心区分开来，采用和侧弯不同的方法去干预。

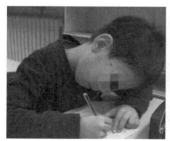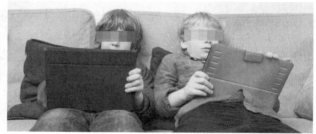

图 3-10　不良的学习习惯和生活习惯可能是儿童姿态不良的主要原因

X线片显示侧弯12°,体态也有明显的高低肩。那么这种情况是不是脊柱侧弯呢?临床影像上定义Cobb角超过10°即为脊柱侧弯,但是我们还需要通过弯腰的亚当斯测试来评估体态,脊柱侧弯的孩子弯腰时凸侧的背部一定会高起来。如果孩子弯腰时背部没有剃刀背,这时即使Cobb角超过10°也不能诊断为侧弯,应该判别为体态不良(如图3-11)。儿童体态不良一般和其日常学习的坐姿、写字握笔的姿势、看电视看电子产品时随意的姿态有关,这些长时间的不良姿势造成了孩子的高低肩、含胸驼背、头颈歪斜等体态问题。只要加强锻炼、注意坐姿,定期观察体态是否恶化就行了。

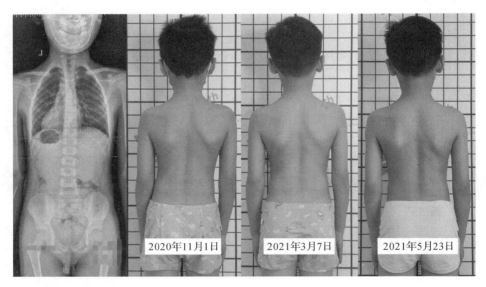

图 3-11   Cobb 角 10°左右姿态不良的小男孩通过干预后体态恢复正常

孩子患有先天性脊柱侧弯,医生通常会建议他们尽早接受手术治疗,但这其实并不适用于相对平衡的脊柱。从一些先天性脊柱侧弯的孩子发育结束后的情况来看,有些先天性侧弯体态并不明显,相对稳定的弯弧在青春期发育时也不一定迅速恶化,而侧弯手术后的并发症是相对较高的。确定和评估先天性侧弯进展的风险,要注意考虑上文所述4个方面的因素:异常类型、发生的部位、出现时的患者年龄以及是单弧还是双弧。由于孩子的身高在不断增长,所以仔细评估脊柱的状态和密切的检查对于早期干预来说至关重要。

第四章　豆蔻年华篇（11—16岁）

一、青少年特发性脊柱侧弯的特点

青少年特发性脊柱侧弯（Adolescent Idiopathic Scoliosis，AIS）是特发性脊柱侧弯的最常见形式。所谓特发性脊柱侧弯是指脊柱上各个椎体结构没有异常，但脊柱出现了结构性的侧向扭曲，它有别于有明确病因（先天性椎体发育异常、肌肉神经疾病、马凡氏综合征等）的脊柱侧弯，医学界至今没有找到其致病的原因，所以将其命名为特发性脊柱侧弯。特发性脊柱侧弯多数可以通过支具和矫形体操治疗取得较为理想的效果。

青春期是人体生长发育的第二个高峰，这一时期生理上发生巨大变化，身高、体重迅速增长，各脏器如心、肺、肝功能日趋成熟，各项指标接近或达到成人标准。一般情况下，女孩青春期开始时间要比男孩早1年左右。对于青春期的孩子来说，如果发病较早，在身体增长加速前就有侧弯，那就一定要积极治疗，坚持佩戴支具，练习体操，定期复查。因为身体长得越快，侧弯的进展就越快。对于青春发育期的孩子而言，如果侧弯不做干预，侧弯度数每个月会增加1°左右。

对于Cobb角10°左右的脊柱弯弧，处于青春期的男孩和女孩的发病率基本一致；但度数越大，女孩患病的概率就越高，女性特发性脊柱侧弯的发病率是男性的4倍。

二、脊柱侧弯的诊断

1.侧弯需要早筛查、早发现、早干预

由于脊柱侧弯在持续发展的过程中不痛不痒，也极少出现其他身体不适症状，所以孩子即使发生侧弯自己也感觉不到，过去一段时间我国大部分城市中小学并未将侧弯筛查纳入体检项目，这就需要家长日常多注意孩子的不良姿态来及时发现。我们接触过一些侧弯的孩子，他们的家长在给孩子洗澡或换衣服时，或带孩子出去游泳时才意外地发现孩子脊柱不正，才带孩子到医院检查。能用手摸出来甚至能用肉眼直接看出来的脊柱弯曲，一般Cobb角度数都在30°以上

了,通常已经错过了最理想的治疗时机。脊柱侧弯发现得越早,治疗效果越好,建议孩子(尤其是五、六年级和初一的女孩)的家长可以每半年按照下面的方法检查一下孩子的身体,及早发现脊柱及姿态异常。

第一步,观察正面和背面。让孩子双脚与肩同宽,肩膀手臂放松自然下垂放在身体两侧。观察:双肩是否一样高?手臂离身体的距离是否不一样?骨盆有没有往一边偏出去?(如图 4-1、图 4-2)

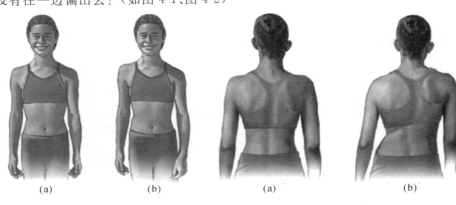

| (a) | (b) | (a) | (b) |

图 4-1　(a)正常　(b)不正常　　　　图 4-2　(a)正常　(b)不正常

第二步,观察弯腰。让孩子双脚分开,双手合拢往前弯腰直到躯干与地面接近水平。观察:上背部是否一边高一边低?腰部是否有一边高?弯腰的时候孩子的身体有没有往一个方向偏?(如图 4-3、图 4-4)

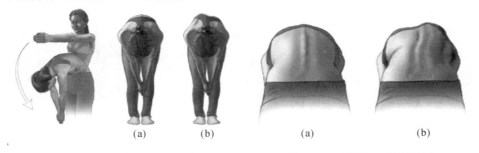

| (a) | (b) | (a) | (b) |

图 4-3　(a)正常　(b)不正常　　　　图 4-4　(a)正常　(b)不正常

第三步,观察侧面。让孩子双脚分开与肩同宽,双手合拢往前弯腰直到躯干与地面接近水平。观察:孩子的背部是否有异常的隆起?是否有明显的驼背?(如图4-5)

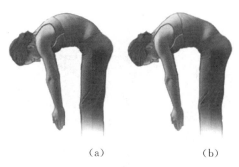

（a）　　　　　　　（b）

图 4-5　（a）正常　（b）不正常

三个步骤中第二个步骤是最重要的，其他步骤中发现异常可能只是姿态不良，但家长也要重视；第二个步骤中如果家长发现孩子弯腰时背部左右一高一低，那侧弯的可能性是非常大的，第二个步骤即是脊柱侧弯筛查的亚当斯测试。

2.体态异常不要慌，需要先拍 X 线片确诊

家长一旦发现孩子背部不平，应该尽快带孩子去医院拍片检查，第一次拍片最好拍摄"站立位全脊柱正侧位 X 线片"（如图 4-6），因为有的医院拍不了或者医生不知道，所以拍的片子不完整或是躺着拍摄的，后期不能使用，将导致孩子多接受一次拍片辐射。

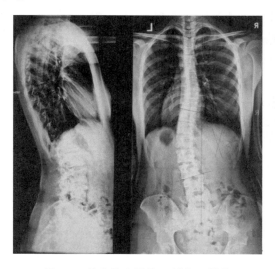

图 4-6　站立位全脊柱正侧位 X 线片

限制 X 线片于所需曝光范围可以大大减少孩子身体对辐射的暴露，所以让

头部和下肢部分接受 X 线片检查,是完全没有必要的(如图 4-7)。只有当医生觉得孩子下肢存在问题时(如不等长)才会建议孩子去拍一个下肢的全长片。

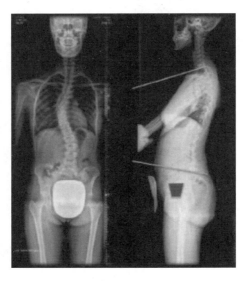

图 4-7　诊断脊柱侧弯时头部和下肢
没有必要接受 X 线片检查

拍片后由医生画线测量 Cobb 角度数,Cobb 角在 10°以内都算正常,Cobb 角大于 10°就算脊柱侧弯了。

Cobb 角也叫科布氏角,以外科医生 John Robert Cobb 的名字命名,虽然它对三维的脊柱侧弯只能提供二维的信息,但仍然是跟进脊柱侧弯的标准衡量方法。测量 Cobb 角的方法:在脊柱的一段弯弧上找到上下两节倾斜最厉害的椎体,分别以上椎体的上缘和下椎体的下缘画直线,两条直线的夹角就是 Cobb 角(如图 4-8)。通常脊柱上存在多个弯弧时,我们会将每个弯弧的 Cobb 角都测量标注出来。

Cobb 角的测量会有误差,拍摄 X 线片时,病人站立的位置稍有偏差,测量的 Cobb 角就会存在差异。加拿大

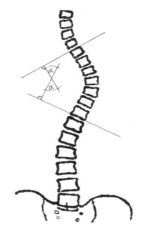

图 4-8　Cobb 角的测量

的一项研究[①]发现，傍晚时患者的侧弯度数可能会比早上大一些。治疗师测量时也会产生误差，所以 Cobb 角测量两次的度数相差 5°以内，都属于正常误差范围。

注意拍摄 X 线片一定是站立位的，有些医院医生经验不足，还在采取仰卧位拍摄，仰卧的时候脊柱不受重力影响，侧弯度数会严重失真，Cobb 角至少要比站立位小 10°，不能作为治疗诊断的依据。也有不良的机构在这方面投机取巧、欺骗患者，他们让患者接受治疗前拍摄站立位的 X 线片，在接受治疗后出院时采用仰卧位拍摄 X 线片，以显示他们的治疗方法"确实让 Cobb 角减少了"。

图 4-9 中(a)是一名患者初诊时带的 X 线片，如果单独看 X 线片，孩子的脊柱侧弯并不严重，还达不到支具治疗的程度，但是我们在认真检查孩子的体表状况后发现存在严重的剃刀背，与 X 线片存在巨大差异，家长带孩子按要求重新拍摄站立位 X 线片，即图 4-9 中的(b)，经测量，胸弯和腰弯分别达到了 36°和 38°。试想一下，如果没有进行专业的综合评估，仅凭(a)就给出观察的治疗意见的话，将严重耽误这个孩子的矫正时机。

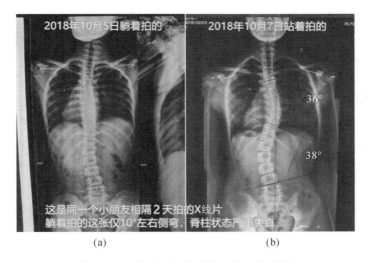

(a)　　　　　　　　　　(b)

图 4-9　躺着拍片和站着拍片的度数差异

① BEAUCHAMP M，LABELLE H，GRIMARD G，et al. Diurnal variation of Cobb angle measurement in adolescent idiopathic scoliosis[J]. Spine，1993，18(12)：1581-1583.

3.风险评估后再选择观察、体操锻炼或支具矫正

孩子确诊脊柱侧弯后,家长通常会去不同医院听不同医生的意见,各种意见差别很大。有的医生说没事可以继续观察,有的说加强锻炼就行了,有的说需要马上进行支具矫正,还有的医生甚至说要马上进行手术。很多时候患者和家长都感到非常不安,家长(尤其是和女儿关系密切的妈妈)多有负罪感和内疚感,自责自己忽视了孩子,要尽快为孩子寻找"最佳的治疗方法"。在这种情况下,家长们一定要小心,你们咨询的各种医生,包括一些在互联网上强力推广的医生,不一定能给出有效方案。由于网上的很多资料和信息是由一些没有脊柱侧弯训练经验而自称专家的人提供的,未经证实的治疗方法会带来更多的疑惑,增加家庭的压力,家长只会感到更加混乱和犹豫。患者和家长在做出决定时会承受心理压力,有时需要心理支援。在恐惧和自责的心理状态下做出治疗决定是不恰当的,甚至会使治疗难以成功。

早在 2005 年,韦斯博士在参加 SOSORT 指南委员会时就主持编写了《脊柱侧弯保守治疗指南》,根据孩子发病的年龄、度数、骨龄推荐了最适合的保守治疗方式。我们建议家长和孩子一起来做一下孩子的脊柱侧弯风险因子计算,以便对孩子目前的侧弯风险情况有一个科学和正确的认识,并在选择治疗方法上达成共识,共同努力去争取好的结果。

第一,脊柱侧弯进行因子(Progression Factor)的由来。

SOSORT 指南委员会在 2005 年 1 月米兰 SOSORT 共识会议之前就讨论了韦斯博士主持编写的《脊柱侧弯保守治疗指南》,并在 SOSORT 主页上发布了第一个版本。会议结束后,SOSORT 指南委员会成员再次讨论了 2005 年 12 月提交的最终版本[①]。脊柱侧弯进展风险因子的计算方法即是指南中的重要内容。

《脊柱侧弯保守治疗指南》中的预后风险评估基于 Lonstein 和 Carlson 的计算。该计算基于 1974 年至 1979 年间对明尼苏达州大学筛查计划中诊断出的727 名患者(575 名女性,152 名男性)观察到的侧弯进展,并且随访直到他们骨骼成熟。《脊柱侧弯保守治疗指南》基于给定时间段内侧弯显著发展风险的当前信息。每个病例都有自己的自然病史,必须在全面的临床评估和患者病史的基础上进行个体化考虑。进展风险的估计基于小规模的($n<1000$)流行病学调查,

---

① WEISS H R, NEGRINI S, RIGO M, et al. Indications for conservative management of scoliosis (SOSORT guidelines)[J]. Studies in Health Technology and Informatics, 2008, 135: 164-170.

这些儿童被诊断患有脊柱侧弯，并定期进行X线片检查以量化侧弯程度随时间的变化。这些调查基于这样的前提条件，即在诊断为特发性脊柱侧弯的儿童群体中，侧弯进展风险与观察期间儿童的生长潜力高度相关。

图4-10中横轴是脊柱侧弯进行因子，该因子超过1.6就需要支具矫形。竖轴是侧弯恶化风险，风险超过60%就意味着侧弯继续加重的风险很大，需要支具矫形。中间的曲线是根据病例统计结果绘制的进行因子和恶化风险对应关系，下方是脊柱侧弯进行因子的计算公式。

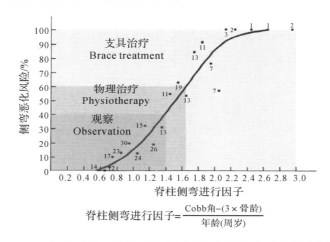

$$脊柱侧弯进行因子 = \frac{Cobb角-(3 \times 骨龄)}{年龄（周岁）}$$

图4-10 《脊柱侧弯保守治疗指南》中脊柱侧弯恶化风险预测曲线

我们举例说明：

（1）一个10岁的女孩，侧弯Cobb角26°，骨龄1级，应该如何治疗？我们将数据套入公式。得到的进行因子是2.3。在横轴上找到2.3对应的侧弯恶化风险大于90%，需要进行支具矫正。

（2）一个14岁的女孩，侧弯Cobb角26°，骨龄5级，应该如何治疗？我们将数据套入公式。得到的进行因子是0.79。在横轴上找到0.79，对应的侧弯恶化的风险<10%，这种情况下，可能只需观察就行了。

当然，这只是一个评估的方法，还需要结合孩子的综合情况，然后给出治疗方案。

第二，骨龄的判断。

在计算侧弯进行因子时需要判断孩子的骨龄情况。脊柱骨骼发育的速度与身体发育的程度并不一致。因此想要知道骨骼发育的阶段，便要知道骨骼钙化的情况。在青少年时期,骨盆上边缘仍然是软骨,以便骨骼生长。当骨骼开始成熟时,软骨便慢慢骨化形成骨骼。软骨和骨骼在 X 线片下有不同的表征。光能穿透软骨,因此软骨在 X 线片下并不可见。骨骺则是钙化后的软骨,微弱的 X 射线不能穿透,因此在 X 线片下可见。利用软骨和骨骺在 X 线片下的不同表征,便可以知道青少年脊柱骨骼发育的阶段。

Risser 指征是骨骼发育成熟程度的指标。Risser 指征为 0 时,表示患者未到青春期的快速生长期;当骨盆髂嵴上缘 1/4 处呈现一条白线时,骨龄为 1 级;脊柱骨骼开始快速发育,骨盆髂嵴上缘白线长满 1/2 时,骨龄为 2 级;以此类推,当 Risser 指征为 3 时,则表示青春期的快速生长期已接近完结;通常 Risser 指征为 5 时,脊柱生长期已完结。(如图 4-11)

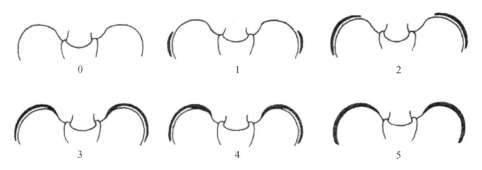

图 4-11　根据骨盆上缘骨骺线的表征判断脊柱骨骼发育情况的 Risser 指征

为了更加准确地判断孩子的骨龄,我们有时也会让孩子拍摄手腕部的 X 线片帮助诊断。

三、青少年特发性脊柱侧弯治疗的主要目的和意义

国际专家们在《2016 年 SOSORT 指南》中对青少年特发性脊柱侧弯保守治疗目标达成的共识主要集中在两方面:患者的体态和脊柱的功能。两方面都与侧弯患者的生活质量、心理健康密切相关,而体态外观问题是专家们首先要关注的。《2016 年 SOSORT 指南》列出了青少年特发性脊柱侧弯保守治疗的主要目标:

(1)在青春期阻止侧弯的进展(有可能的话,甚至减少侧弯度数)。对于青春期特发性脊柱侧弯患者来说,首要目的是控制侧弯的进展,使其远离外科手术范围(Cobb 角≥50°),大量文献和实证都支持支具和矫形体操可以帮助侧弯患者达到这一目标,并且也有实证表明,即使对于骨骼发育成熟的侧弯患者,矫形体

操也可以达到阻止侧弯发展甚至改善侧弯度数的效果。

（2）预防或治疗呼吸功能障碍。侧弯根据弯曲的节段、类型和度数可能会对患者呼吸功能产生影响，大度数的胸椎侧弯对患者的呼吸功能会产生较大的影响。

（3）预防或治疗脊柱相关疼痛症状。相关文献表明，疼痛在 20—30 岁的侧弯患者身上较少出现，40 岁以上的侧弯患者出现疼痛的概率大概是正常人的 3 倍，但疼痛的发生可能是多因素共同作用的结果。

（4）矫正姿势，改善体态。侧弯患者的生活质量与其体态及自信心息息相关，所以保守治疗中应格外注意对患者体态的改善，用专业的方法定期检查和评估患者的体态变化。

由于青少年特发性脊柱侧弯的发现和确诊时孩子的年龄、骨龄、侧弯度数等情况都是不一样的：有的孩子发现得早，骨龄小，侧弯度数也小，但治疗周期会较长，可能需要更换几个支具；有的孩子发现得晚，骨龄大，侧弯度数也大，生长空间有限，减少度数比较困难。初诊时，医生、治疗师应帮助孩子家长分析孩子的现状，制订现实合理的矫正目标和方案，朝着一致的目标一起努力。

对于骨龄小的孩子，由于有较充足的发育空间和矫正时间，应珍惜宝贵的黄金矫正时机，以尽量减少度数、改善体态为主要目标；但由于青春发育期侧弯还会继续发展，骨龄小但初始度数较大的孩子保守治疗的初期目标应以控制侧弯发展、避免手术为主，次要目标才是在改善体态的前提下尽量减少侧弯度数。

对于大骨龄的孩子，脊柱骨骼发育已基本结束，矫正空间有限，想要实现侧弯度数的大幅减少是比较困难的；由于高速生长期已过，骨骼发育趋于成熟稳定，所以大骨龄的侧弯孩子应该以改善体态为主，减少度数则是次要目标。但对于骨龄大、度数大的孩子，如果想减少成年后侧弯进一步恶化的风险，在佩戴支具的同时还特别需要强度更大的矫形体操配合，如此才能达到更好的效果。

四、国际上公认的脊柱侧弯矫正方法

目前，我们国内治疗脊柱侧弯的方法五花八门——推拿按摩、牵引松解、美式整脊、中医正骨、吊单杠、生物电等等，都宣称可以矫正脊柱侧弯，很多家长听信了夸大的宣传之后都把大量的时间和财力浪费在这些无效的治疗上，比起浪费的金钱，耽误孩子病情让孩子白白错过最佳的治疗时机，甚至侧弯加重才是最让人痛心的！

实际上，国际上公认的对脊柱侧弯有效的治疗方式，除了手术之外，只有支具和体操训练 2 种保守治疗方式。2016 年国际脊柱侧弯矫形和康复治疗学会发布了《2016 年 SOSORT 指南》,指南中列出了所有经科学实证的脊柱侧弯矫正方法,如表 4-1。

表 4-1　科学实证支持的所有脊柱侧弯治疗方式(根据侧弯严重程度和情况不同进行推荐)

年龄段	骨龄及痛感	轻度		中度		严重	
		Min	Max	Min	Max	Min	Max
婴幼儿		Obs3	Obs3	Obs3	TTRB	TTRB	Su
儿童		Obs3	PSSE	PSSE	FTRB	HTRB	Su
青少年	骨龄 0 级	Obs6	SSB	HTRB	FTRB	FTRB	Su
	骨龄 1 级	Obs6	SSB	PSSE	FTRB	FTRB	Su
	骨龄 2 级	Obs6	SSB	PSSE	FTRB	FTRB	Su
	骨龄 3 级	Obs6	SSB	PSSE	FTRB	FTRB	Su
	骨龄 4 级	Obs12	SIR	PSSE	FTRB	FTRB	HTRB
25 岁以下成人		Nothing	PSSE	Obs12	SIR	Obs6	Su
成人	没有疼痛	Nothing	PSSE	PSSE	SIR	Obs12	HTRB
	疼痛	PSSE	SSB	PSSE	HTRB	PSSE	Su
中老年	没有疼痛	Nothing	PSSE	Obs36	PSSE	Obs12	HTRB
	疼痛	PSSE	SSB	PSSE	HTRB	PSSE	Su
	躯干代偿	Obs6	SSB	PSSE	PTRB	PSSE	Su

表 4-1 中各种治疗方式英文缩写含义如下:

Nothing:不需要治疗。

Obs(Observation,观察):这是积极治疗特发性脊柱侧弯的第一步,包括常规的有特定随访期的临床评估。Obs3 表示每 3 个月复查 1 次,Obs6 表示每 6 个月复查 1 次,以此类推,随访时间长度范围从 3 个月到 60 个月不等。

PSSE(Physiotherapeutic Scoliosis-Specific Exercises,有治疗作用的脊柱侧弯针对性锻炼):包括所有形式的门诊理疗和矫形体操训练,也就是我们常说的施罗斯矫形体操。

SIR(Special Inpatient Rehabilitation,特殊住院康复):患者需花费几周(通常是 3—6 周)的时间在专业的医院或疗养院接受密集的 PSSE 治疗(每天数小时)。

Bracing（支具治疗）：患者需要每天在指定的时间段内使用支具矫正脊柱，通常患者需要佩戴支具直到骨骼发育成熟。主要的治疗目标是控制侧弯的发展或减少侧弯的度数。SSB 指柔性支具；PTRB 指非全日硬支具佩戴，每天 12—20 小时；FTRB 指全日硬支具佩戴，每天 12—24 小时；TTRB 也指全日佩戴硬支具，每天 20—24 小时，上学居家及睡觉时均要穿戴；HTRB 指半日佩戴硬支具，每天 12—20 小时，主要是居家及睡觉时穿戴。《2016 年 SOSORT 指南》的编者注：对于《2016 年 SOSORT 指南》中所推荐的柔性支具，我们持保留意见，虽然国内外还有机构在宣传推广柔性支具，但它并不能够矫正脊柱侧弯，甚至还可能会加速侧弯的发展。

Su（Surgery，脊柱侧弯手术）。特发性脊柱侧弯一般不会危及生命，而且手术的并发症概率高，存在手术后侧弯继续恶化进行二次手术的风险，并且目前缺乏证据证明手术是必要的。关于脊柱侧弯手术我们后面会用专门的章节来阐述。

我们从表 4-1 列出的内容可以看到，脊柱侧弯保守治疗的方式无外乎矫形体操训练和支具，所以我建议家长们不要把宝贵的精力浪费在前面各种五花八门的方法上。相对 2005 年韦斯医生主导起草的《脊柱侧弯保守治疗指南》来说，《2016 年 SOSORT 指南》专业性更强，患者较难理解，需要专业的医生根据患者的情况进行判断和选择。总的来说，两者的原则都是一致的，即年龄越小、骨龄越小、度数越大的情况下，需要选择更为积极的干预措施（体操甚至支具），年龄越大、骨龄越大、度数越小的情况下，可以选择更为保守的干预措施（体操或者观察就足够）。

1. 观察也要勤复查

观察是积极干预特发性脊柱侧弯的第一步，观察意味着孩子的侧弯情况尚属轻微，还没有到需要矫形体操甚至支具干预的程度。一般经脊柱侧弯进行因子公式计算，侧弯恶化风险低于 40% 的孩子（一般来说侧弯度数在 15° 以内、还未进入生长发育高峰期或骨龄接近成熟的）原则上可以采取观察的措施，每 2—3 个月观察孩子的体态变化，判断侧弯是否有加重的趋势，如果体态明显变坏，需要及时拍摄 X 线片确定侧弯进展情况，以便决定是否采取更加积极的干预措施。在随诊观察期间，应建议患者进行心肺能力训练和核心能力训练，帮助其提高脊柱稳定性。

错误的观察处方任由侧弯发展。脊柱侧弯一旦发生，随着孩子的生长发育，度数会持续增加。如果不加以干预,侧弯的恶化速度有多快,其实很难确定,因此,一旦发现孩子侧弯,整个家庭都应该积极应对,不要任由侧弯持续发展。

2016年,武汉工作室遇到一个相对特殊的病例,让我们又一次看到了孩子被耽误治疗的严重后果。同时,也让我们有了客观的证据,看到了侧弯恶化的速度。为了保护孩子隐私,我们隐去具体信息。

案例 4-1

任某,女,2002年出生。2013年5月,家长发现孩子腰部侧弯(如图4-12),度数27°。当地骨科医院医生采取观察的方式,说支具作用不大,而且一般孩子比较难接受。2013年12月再次拍片复查,度数增加到30°,医生继续采取观察治疗方式。2016年10月拍片检查,度数为45°。在这3年多的时间里,侧弯度数增加了18°,几乎每2个月增加1°,恶化速度非常快。

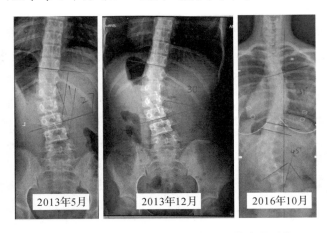

2013年5月　　2013年12月　　2016年10月

图 4-12　11岁女孩脊柱侧弯从轻到重的发展过程

对体态不对称、度数小的孩子而言,仅仅观察是不够的。

案例 4-2

张某,女,2003年出生。2015年发现脊柱侧弯,在苏州某骨科医院就诊。拍片检查,胸腰部侧弯19°,医生建议观察。2016年,孩子拍片复查,度数还是19°(如图4-13),没有增加,医生还是建议观察。家长不放心,找到武汉工作室做进一步检查。经过详细检查后,我们发现孩子脊柱整体偏左,背部体表对称度非常差。背部倾斜角23°。如不能及时采用支具矫形,改善度数和体表,对孩子影响非常大。

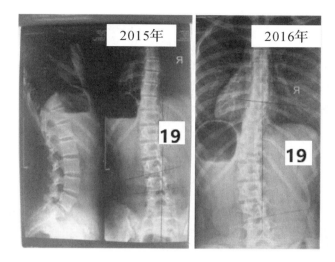

图 4-13　女孩侧弯 19°，但体态不对称和剃刀背都非常明显

　　这个医生只知道度数超过 20°才做支具矫形，低于 20°就观察。但对于脊柱侧弯患者来说，还有一个更重要的指标，就是躯干旋转度（ATR，俗称剃刀背）。有的孩子度数小，但椎体旋转严重，躯干旋转度大，一定要及时采用支具矫形，而不是观察。国际上在筛查病例时，用 Scoliometer 角度尺测量背部（如图 4-14），超过 5°即为脊柱侧弯疑似病例。这个孩子的背部倾斜角为 23°，相当于 50°侧弯孩子的背部。处于生长期的脊柱侧弯患者，躯干旋转度越大，则预示着侧弯快速发展的概率越高，并且，侧弯恶化相对容易，而矫正相对困难，所以这个孩子在 2015 年发现侧弯时就应该采用支具矫形，而不是观察，白白耽误了孩子 1 年的治疗时机。

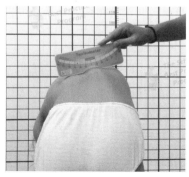

**图 4-14　脊柱侧弯患者背部
躯干旋转度的测量**

观察期间,核心运动是良药。

案例 4-3

小明,男,2006 年出生。2018 年来武汉工作室初诊,X 线片显示侧弯 12°,尚不需支具治疗,但体态明显不良,有侧弯发展严重的趋势。首先我们对他进行了姿态教育,注意避免日常生活坐卧行走中让体态和侧弯加重的各种姿势,并要求男孩每天进行腰背肌核心训练,经过 8 个月的训练和康复,男孩复查时体态恢复明显,X 线片显示侧弯已完全恢复。(如图 4-15)

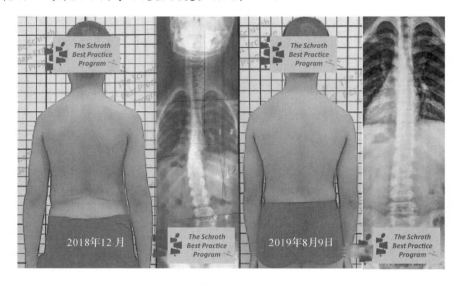

图 4-15　男孩腰背肌训练 8 个月侧弯完全恢复

在复查过程中,我们重新为小伙子规范了各项训练动作,嘱咐孩子继续坚持锻炼,保持来之不易的胜利! 图 4-16 是孩子在练习腰背肌核心训练。

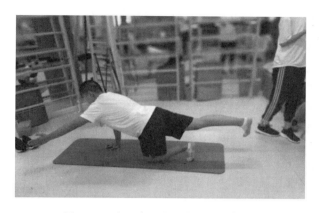

图 4-16　孩子在进行腰背肌核心训练

核心运动对轻度脊柱侧弯干预效果的随机对照研究有实证支持。

2017 年 4 月，两名韩国运动医学专家 Kwang-Jun Ko（韩国国民健康健身中心运动医学部）和 Seol-Jung Kang 发表的研究成果进一步确定了核心稳定运动对青少年特发性脊柱侧弯 Cobb 角和腰肌力量的影响。[①] 此研究中的受试者包括小学生，他们在韩国国民健康健身中心进行了放射医学检查，结果确诊为脊柱侧弯，Cobb 角均在 20°以内。根据他们是否参加了为期 12 周的核心稳定运动项目，受试者分为核心运动组（$n=14$ 名，平均年龄为 12.71 岁，标准偏差是 0.72 岁）和对照组（$n=15$ 名，平均年龄为 12.80 岁，标准偏差是 0.86 岁）。核心运动组每周参加 3 场核心稳定练习，为期 12 周。研究人员对受试者在参加 12 周核心稳定运动之前和之后进行了 Cobb 角、灵活性和腰肌力量测试。研究采用了重复测量双向方差分析法以比较运动组和对照组的治疗效果。经比较，两组之间胸椎 Cobb 角无显著性差异。核心运动组经核心训练后腰椎 Cobb 角明显低于运动前（$p<0.001$）；与运动前相比，腰屈肌和伸肌强度也有显著增加（分别为 $p<0.01$ 和 $p<0.001$）。文献中采用的核心训练包括臀桥、飞鸟、仰卧举腿等，一周 3 次，每次训练 1 个小时。

对于度数不大、体态问题不明显的轻度侧弯，我们认为主要是由日常姿态不良和脊柱稳定性差引起的，所以观察期让孩子们注意姿态并进行体育锻炼（核心

---

① 　KO K J, KANG S J. Effects of 12-week core stabilization exercise on the Cobb angle and lumbar muscle strength of adolescents with idiopathic scoliosis[J]. Journal of Exercise Rehabilitation，2017，13（2）：244-249.

运动、游泳、跑步、跳绳等),往往能起到很好的早期干预效果。

2.体操有效但也有局限性

少数孩子在青春期不愿佩戴支具,每天努力练操,也可以使度数减少、体态回正。

案例 4-4

小雪,女,2005 年出生。11 岁时发现侧弯(如图 4-17)。孩子处于青春叛逆期,不愿每天穿支具到学校。在我们说明侧弯发展危害后,孩子仍选择体操矫正。学习完全套施罗斯体操动作后,孩子每天放学在家坚持练习 1.5 个小时,并且日常生活中的坐卧行走都严格按照老师教的矫正姿态。几个月后体态明显回正,拍 X 线片复查度数降到十几度。近 2 年孩子一直坚持体操练习控制侧弯,度数稳定,避免了支具治疗。

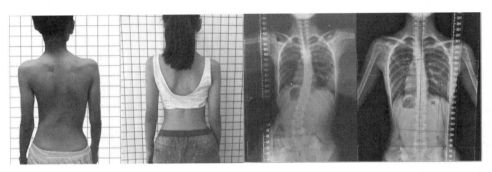

图 4-17　青春期仅仅依靠施罗斯体操矫正侧弯

小雪用坚持和毅力控制了侧弯恶化并避免了支具治疗,这样的案例很宝贵也很难得,因为现在所有中小学生的学业压力都很大,回家几乎没有这么多的时间用于体操训练,而且孩子自律性差的话也没法保证日常生活的各种姿态都是有利于矫正侧弯的。根据文献统计,矫形体操对于控制青春期侧弯发展的有效率仅在 50% 左右,即有一半的孩子如果仅仅练习体操侧弯仍会加重,但采用硬支具的有效率均在 70% 以上(如图 4-18),随着近几年支具制作技术的不断发展,GBW 支具的有效率已经超过 90%。

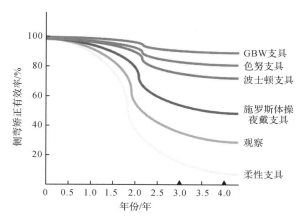

图 4-18　支具及体操对于控制侧弯发展有效性分析

　　青少年特发性脊柱侧弯多发于青春期，而且侧弯的矫正也伴随着孩子脊柱骨骼发育的整个过程，直至骨骼发育成熟。支具佩戴 16 小时以上才能控制侧弯的发展，因为我们需要保证侧弯的脊柱在整个发育期内在一个比较直的状态下生长（如图 4-19 中被绳子矫正的长歪的小树），这样长直的脊柱才是最稳定、不容易反弹的。如果孩子确诊侧弯时骨龄较小，这个矫正的周期会长达 2—3 年，待骨骼发育成熟脊柱稳定后才会考虑慢慢脱支。所以青春期孩子如果侧弯度数较大，仅仅靠练习施罗斯体操是很难控制侧弯发展的，更不要说减少侧弯的度数，大多数情况下只能改善体态的不对称性。

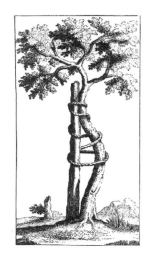

图 4-19 利用外力扶正
弯曲的正在生长的树苗

3. 佩戴支具也需要体操锻炼配合

随着支具设计工艺的不断提升,支具内的矫正效率也越来越高,即使对于比较复杂的弯型,GBW 支具也可以取得比较好的支具内效果(如图 4-20、图 4-21)。

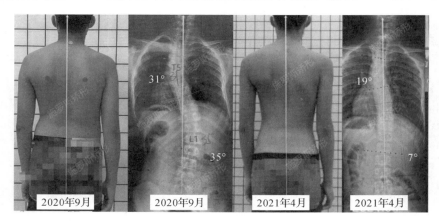

图 4-20 Lenke 分型 C 大类 Type3,2 个弯顶椎都较高,支具内矫正效果较好

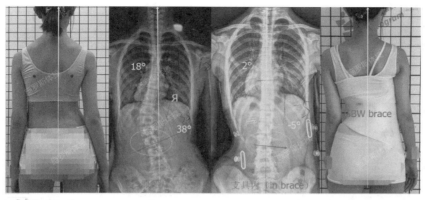

The Schroth Best Practice Program

赵某，女，2007年出生，胸腰段主弯，向左38°。腰3椎体向左倾斜严重。胸向右侧弯18°。穿戴GBW支具后，胸腰弯过矫5°（-5°）。腰3椎体向右倾斜（圆圈位置）

图4-21　施罗斯4CTL侧弯分型，利用一个小巧的支具达到理想的矫正效果

支具矫形的最终效果取决于穿戴时间和支具内的矫正效果，那么，当支具内矫正效果较好时是不是只用穿支具、不需要体操锻炼呢？支具矫形是为了孩子青春期骨骼发育成熟后能达到一个安全的度数和平衡的体态。孩子骨龄达到5级后，由于脊柱骨骼不再继续发育了，这时就需要考虑脱掉支具。没有了硬质支具的支撑，就需要肌肉来接管脊柱了，如果平常不锻炼，肌肉核心力量以及肺活量偏弱，侧弯还会处于一个不稳定的状态，度数有可能会反弹。所以佩戴支具的孩子也需要每天练习施罗斯体操1小时左右，既可以强化肌肉、稳定支具内脊柱的矫形效果，又可以加快支具矫形的进程。

案例4-5

小刘，男，2004年出生。2019年来武汉工作室初诊，胸弯度数60°，弯度大。经柔韧性测试，我们发现孩子的身体也比较僵硬，如果不进行体操训练直接佩戴支具，支具内效果可能不佳。

在我们的建议下，孩子进行了5天的施罗斯体操强化训练，5天后孩子身体的柔韧度打开，中线回正，凸侧收紧，凹侧打开，为支具矫形提供了良好的基础条件。原始度数60°，支具内胸弯降到25°。（如图4-22）

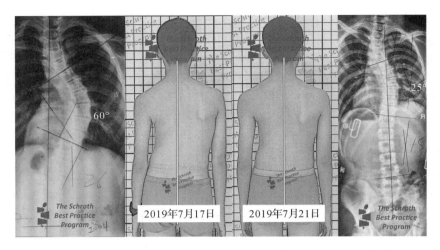

2019年7月17日   2019年7月21日

图 4-22　5 天施罗斯强化体操后孩子体态明显改善,支具矫正效果好

体操对于度数大、骨龄大、身体较僵硬的侧弯孩子尤为重要。5 天的体操练习让身体为适应支具穿戴提前做好了充分的准备,通常孩子需要半个月去逐步适应 22 小时的支具穿戴时间,强化训练适配支具 1 周左右,孩子就基本可以全天穿戴无任何不适了。

在支具佩戴前的体操学习过程中,物理治疗师可以和孩子及家长进行充分沟通,让孩子了解自己的体态、病情和身体状况,让家长了解我们侧弯矫形的思路和方法。通过 5 天左右的学习,孩子的体态和心态都会发生积极的变化,建立康复的自信心,更加愿意配合接下来的支具佩戴和居家训练计划。

4. 没装肋木架也可以练体操

肋木架(如图 4-23)是施罗斯体操的标配,美观、大气、上档次。但是肋木架太占地方,对墙面也不大友好。所以我们整理了一些在家中能够替代肋木架的工具和方案,这些都是患者和家长一起发明的。当然,肋木架始终是施罗斯体操的最佳选择,因为其稳定、有适合不同动作不同高度的横杆。对于长期需要练习体操而家里也有足够空间的孩子,还是建议一步到位安装肋木架,毕竟肋木架要陪伴孩子几年时间。

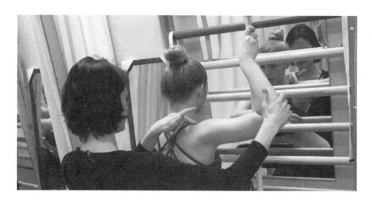

图 4-23　施罗斯体操中常用的肋木架

替代方案 1:浴室防滑扶手。

肋木架的作用主要是让脊柱侧弯患者双手能够握紧,帮助体操练习时各个动作发力,所以找个能牢固固定在墙上的扶手类东西就行了。如果不怕破坏墙面的话,买两三根浴室防滑扶手会比较划算。

替代方案 2:室内单杠。

这种能够调节宽度而又能牢牢卡在墙面或门框之间的室内单杠也是很好的替代方案(如图 4-24),不用了还可以收起来,不影响美观也不占用任何空间。唯一的缺点就是如果将它固定在门框上,练习的时候家人无法进出这个房间。

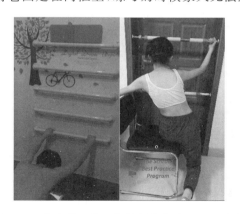

图 4-24　家中练习施罗斯体操的替代工具和方案

替代方案 3:借助家中现有设施。

施罗斯体操很多都源自生活,而且韦斯医生让患者能够更好地进行居家训练,优化了训练体系,所以很多体操动作根本无须太多复杂的工具,只要借助家中现有的一些桌椅、板凳、小枕头等就能够进行锻炼了。

在 2020 年春季新冠肺炎疫情期间,很多患者无法来工作室学习体操,我们通过远程指导,就地取材,让患者借助家中的桌椅、板凳、小枕头、墙面等完成了体操教学。很多患者疫情期间在家中练习了几个月的施罗斯体操,体态得到了改善,解封后到医院拍片检查,度数竟然也减少了!(如图 4-25、图 4-26、图 4-27)

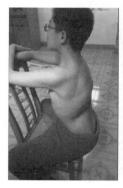
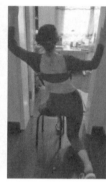
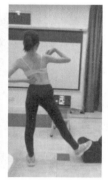
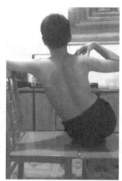

图 4-25　疫情期间家中体操训练
(生理逻辑训练、门框运动、肌肉圆柱运动、扶把运动)

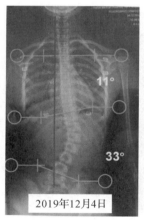
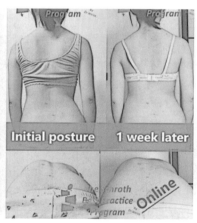
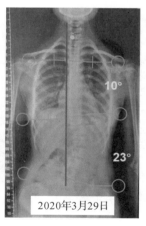

图 4-26　2007 年出生的女生疫情期间 3 个月体操训练(每天 2 小时),
侧弯度数减少 10°,体态改善明显

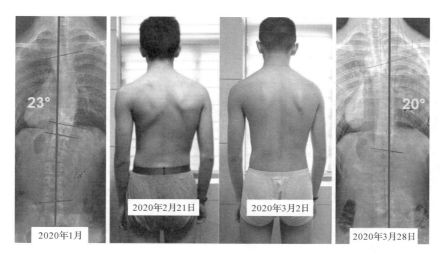

图 4-27　疫情期间 2004 年出生的男孩练习体操 3 个月（每天 2 小时），
体态改善，度数减少

五、缺乏科学依据的脊柱侧弯矫正方法

前文中我们说过，2016 年国际脊柱侧弯矫形和康复治疗学会发布了《2016 年 SOSORT 指南》，指南中列出了所有经科学实证的脊柱侧弯矫正方法，脊柱侧弯保守治疗的方式无外乎矫形体操训练和支具，但目前国内的保守治疗方式可谓五花八门，很多方法看上去似乎有道理，能够矫正侧弯，但实际上经不起仔细的推敲，只会耽误侧弯的治疗，最终贻误最佳的矫正时机并且使侧弯恶化。

1. 被动矫正的方法

（1）中医正骨、美式整脊：手法对脊柱的整复和调整主要针对脊柱的椎体之间的关节错位。对于脊柱小关节紊乱产生的颈肩腰腿疼痛，这类方法非常有效，但脊柱侧弯是脊柱整体在三维空间发生的扭曲，单纯依靠此类方法，很难维持好的结果，相反，如果长期对脊椎进行松动，可能会使脊柱变得更不稳定，从而加速侧弯的发展。

（2）针灸、拔罐、推拿、按摩、电疗等：此类方法都是针对脊柱两侧的肌肉，以放松部分紧张的肌肉为主。但实际上肌肉的变化在侧弯的发展中并不是主导因素，它只是侧弯发生后被动变化的一种结果，所以仅仅对肌肉采取一些被动的调整和干预措施对于矫形侧弯帮助不大，反而可能增大侧弯的风险。这是由于脊柱侧弯后，脊柱两侧的韧带和肌肉的长短、肌肉的强弱都是不一样的，如果错误地将凸侧放松,让脊柱变得更不稳定和更容易向凸侧发展,则侧弯可能加重。

(3)牵引床、吊单杠:此类方法试图通过外力拉长脊柱,但很难保持。牵拉状态下,脊柱是变得较直,但外力卸掉后,脊柱又回到弯的状态。主要问题是:在牵拉时,脊柱在水平面的旋转并没有消除,脊柱像弹簧一样,最后没有效果;还有,单纯的被动牵拉和吊单杠,容易造成生理曲度的改变,肌肉骨骼韧带会被拉得更加松弛和不稳定,对于侧弯的矫形更加不利。对于牵引的方法,施罗斯家族几十年前在住院治疗中就已经使用过(如图4-28),由于其副作用太多,而且对侧弯矫正帮助不大,早已被弃用。

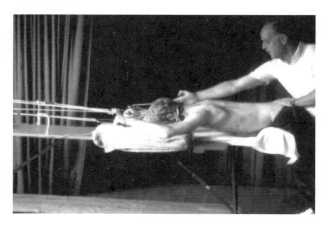

图4-28　德国施罗斯疗养院也曾尝试过牵引的矫正方式

2.主动矫正的方法

(1)单纯的肌力强化训练:比如超人(国内称燕飞),仰卧起坐腹部背部肌肉训练,目前还没有明确的文献资料支持这些训练能够矫正脊柱侧弯。加拿大脊柱生物力学专家斯图亚特·麦吉尔(Stuart McGill)亦在《腰背维修师》一书中指出:各种超人(如图4-29)的练习会在过伸位给脊柱带来不必要的压力,增加下背痛的风险。在做这些练习时,脊柱处于弯曲或挤压状态,会给肌肉错误信息,容易引起伤痛。

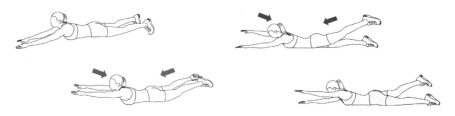

图4-29　不同类型超人的训练不能矫正侧弯,亦会增加患者下背痛的风险

（2）普拉提、瑜伽：瑜伽能增强身体力量和肌体弹性，身体四肢均衡发展。但对于脊柱侧弯患者来说，不是所有弯曲类型都适合，因为普拉提和瑜伽并不属于《2016 年 SOSORT 指南》中定义的那些有治疗作用的脊柱侧弯针对性锻炼（PSSE），即这些运动不针对特定的弯弧类型而进行区分设计，所以并没有矫正侧弯的作用。韦斯博士的母亲克丽丝塔在《脊柱侧弯的三维治疗》一书中早就做了阐述："瑜伽并不是为矫正侧弯而创造的，但（我们的）施罗斯体操是的。在练习瑜伽时应特别注意避免下列动作，它们可能加重侧弯：向后下腰、旋转躯干、侧屈以及以肩膀倒立。"表 4-2 是施罗斯体操和几种常见锻炼方法的对比。

表 4-2 施罗斯体操和几种常见锻炼方法的对比

特征	施罗斯体操	吊单杠	燕飞	游泳
是否针对特定弯型	是	否	否	否
凸侧凹侧肌肉变化	凸侧被缩短、变强，凹侧被拉长、变强	凸侧凹侧均被拉长	凸侧凹侧均被缩短	凸侧凹侧长度维持
主动还是被动	主动收缩锻炼肌肉，没有被动力量	脊柱被动拉直	主动收缩锻炼肌肉	主动收缩锻炼肌肉
是否矫正躯干旋转	旋转呼吸，改善剃刀背	没有矫正旋转	没有矫正旋转	可能强力吸气到凸侧，有增加躯干旋转的风险
是否改善肺活量	是	否	否	是
锻炼时脊柱侧弯状态	肌肉收缩推动脊柱变得更直	脊柱相对被拉直	脊柱被压缩得更厉害	由于重力影响减小，脊柱会变得略直

3.克拉普爬行疗法

说到爬行疗法（如图 4-30），不能不提克拉普，1905 年德国医学家克拉普（Klapp）认识到功能性锻炼可以强化肌肉、骨骼和韧带，可以用来矫正脊柱侧弯，该方法试图在爬行位变换四肢、骨盆和躯干的相对位置来矫正脊柱侧弯，曾经在国外风靡一时。

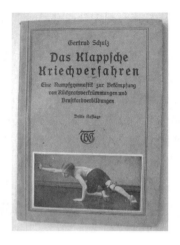
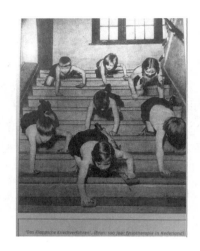

图 4-30　克拉普爬行疗法

但是有人质疑爬行只对简单的 C 型侧弯有效,对于 S 型侧弯,在矫正一个弯的时候容易加剧另外一个弯的恶化。2017 年有学者针对克拉普爬行疗法做过随机对照试验[①],结论是该疗法能够提高脊柱周围肌肉力量,但无法改善侧弯的不对称体态。现在网上有很多宣传鳄鱼爬可以矫正脊柱侧弯的说法,我们可以看到在爬行时,躯干和骨盆不断向不同的方向摆动,一个方向可能矫正侧弯,另一个方向也可能加重侧弯(如图 4-31)。

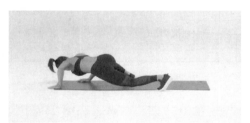
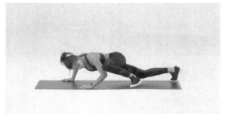

图 4-31　鳄鱼爬时骨盆和躯干向不同的方向扭动

相对鳄鱼爬来说,熊爬的锻炼可能好一些(如图 4-32),躯干和骨盆的相对扭曲没有那么大,有利于加强脊柱的稳定性,对于 15°左右的轻度侧弯是有帮助的。

---

①　DANTAS D D S, DE ASSIA S J C, BARONI M P, et al. Klapp method effect on idiopathic scoliosis in adolescents: blind randomized controlled clinical trial[J]. Journal of Physical Therapy Science, 2017, 29(1): 1-7.

对于 20°以上的侧弯，仅仅靠爬行是无法矫正的。

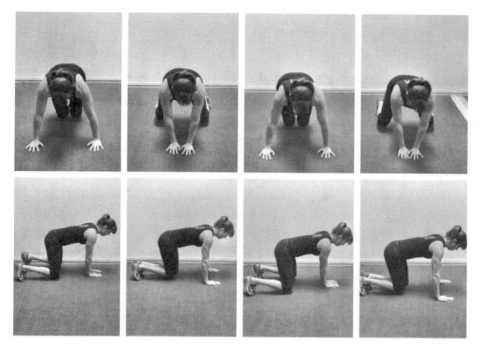

图 4-32　熊爬核心稳定训练

六、佩戴支具的注意事项

1. 穿上支具后一定要再拍一次 X 线片

支具起主要矫正作用，体操起辅助和进一步稳固作用，但首要条件是支具必须合格、有效。

怎样才能判定侧弯支具是否合格有效呢？这就需要在支具制作完成后，对支具进行科学的评估。目测、对线等对体表的检查只能观察人体表面的状态，不够准确。这就需要患者拍摄穿戴支具的 X 线片。通过该 X 线片，可以准确地检查支具的矫正力作用在脊柱或肋骨上的位置和大小、脊柱侧弯矫正情况、释放空间等，同时还可以得到椎体旋转度的改变情况、脊柱整体平衡性、肋弓间隙是否拉开等重要信息。因为每个患者身体的柔韧性、年龄、生长状况都不一样，支具对其达到的矫正效果就不会相同，这时支具师要参考 X 线片对矫正力的位置和大小以及穿戴的舒适性进行必要的个性化调整，避免患者因穿戴无效的支具而延误最佳矫正时机。

我们在临床工作中,接诊过一些脊柱侧弯患者,他们在来武汉工作室就诊时已经穿戴过在别处制作的支具,可是,并没有穿戴支具拍摄的X线片。家长告知在别处制作支具完成后,并没有人让他们拍摄X线片,就直接将支具穿戴回家,并坚持穿戴。岂料穿戴无效的支具,不但耽误了治疗的黄金时间,而且孩子还白白地承受着穿戴无效支具的痛苦。

以下用一实际病例来说明侧弯支具制作完成后穿戴支具拍摄X线片的重要性,以此来告诫家长,穿戴新制作的侧弯支具后一定要拍摄X线片,检查支具效果并做必要调整后再坚持穿戴。

案例 4-6

王某,女,于2015年在北京某配置机构制作了侧弯支具。当时侧弯的度数为胸椎向右凸25°,腰椎向左凸10°。发现时侧弯度数不算大,且年龄较小,正是矫正的黄金时期,矫正的效果应该非常好。但由于一直没有穿戴支具拍摄X线片,也不知道支具的矫正效果如何,孩子回去坚持穿戴,在后期复查中,侧弯度数不但没有减小,反而越来越大,每年以10°的趋势增长(如图4-33)。

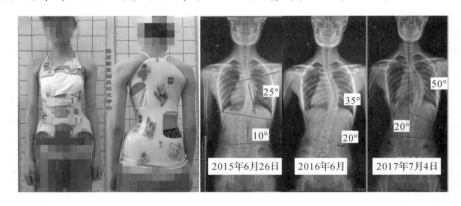

图4-33　侧弯患者佩戴支具后未拍摄X线片,支具设计不合理,复查度数加重

2. 不合格的支具会加重侧弯

施罗斯体系2014年整体引入中国以前,国内的脊柱侧弯保守治疗无论是支具还是体操训练方面基本上处于空白状态。在这些年接触脊柱侧弯患者的过程中,我们看到很多患者使用了不合格的支具。不合格的支具首先没有矫正效果,更让人痛心的是,它会白白浪费孩子宝贵的黄金矫正期,造成无法挽回的损失。

脊柱侧弯支具是康复工程技术中的经典运用,但国内脊柱矫形支具的状况是加工制作与国际同步甚至领先世界，但是真正代表技术水平的设计能力与国际先进水平相去甚远，近2年更是有不良机构以昂贵的3D打印技术制作工业垃圾冒充先进支具进行兜售，严重误导侧弯患者。

　　图4-34展示的是我们在工作中收集的各种类型支具中的一部分，作为没有相关专业知识的患者着实难以确定到底自己使用的支具有没有效果。我们通过5个典型指征来帮助大家识别支具是否有效，或者说正在使用的支具是否会带来严重的副作用。

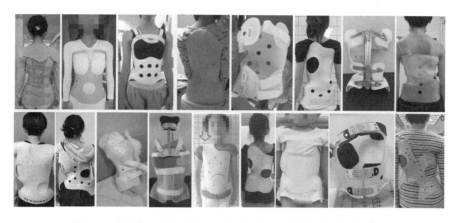

图 4-34　国内不同机构设计的五花八门的脊柱侧弯矫形支具

　　在正式进入技术讨论之前，我们先来辨别清楚几个应该归属于道德谴责范畴的案例。

　　如图4-35所示，从2017年这名患者的复查结果看，这类用竹片＋帆布制作的所谓支具其实根本就不属于支具范畴，更准确地说，应该称为刑具，除了增加患者负担，没有起到任何矫正作用，反而耽误了宝贵的矫形时机。

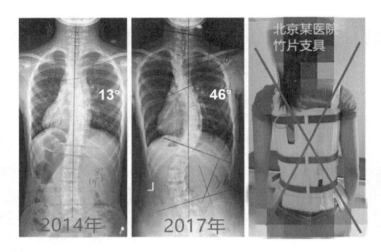

图 4-35　用竹片和帆布制作的支具

近期，这些机构利用 3D 打印的热点，将竹片＋帆布的材料组合更换为 3D 打印材料，如图 4-36 所示，这种 3D 打印出来的工业垃圾除了价格更贵、商家利润更高之外，没有任何技术价值，只会给患者带来更多的伤害。

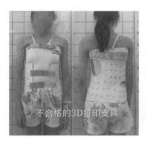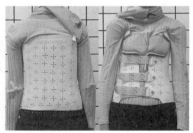

图 4-36　以 3D 打印技术制作的不合格支具

检查支具是否合格的 5 个典型指征：

（1）中线控制。中线位置是侧弯矫正首要的控制目标，中线回正或略过矫有利于脊柱侧弯的稳定，反之，中线失控，脊柱侧弯的发展风险也随之增大。

图 4-37 是一名成年患者的 X 线片，（a）是原始 X 线片，中线位置还是相对比较好的，（d）为支具穿戴照片，（b）为穿戴支具后拍摄的支具内 X 线片。通过（d）和（b）两张图我们可以发现，患者身体整体向左倒，虽然在支具内显示 Cobb 角得到一定控制，但是从脱支后复查 X 线片（c）看，中线发生明显偏移，Cobb 角度数也较原始度数有所增加。

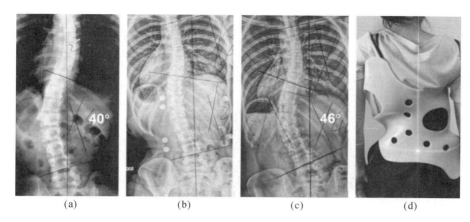

(a)　　　　　　(b)　　　　　　(c)　　　　　　(d)

图 4-37　支具内患者的中线偏移得更加厉害,侧弯度数增加

图 4-38 是一名未成年患者的 X 线片,(c)是原始 X 线片,我们对比(a)的支具照片可以很明显地看到出现了中线失控,原本就向右倒的身体在支具错误力系的干预下,没有得到理想的中线控制。不合格的支具穿戴 5 个月后,胸弯由48°快速发展到 60°,恶化速度远远超过了生长期平均每个月 1°的发展速度。

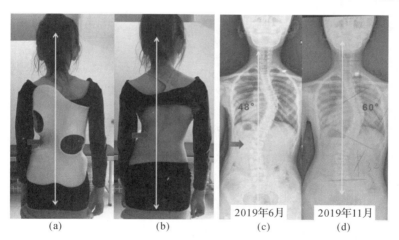

(a)　　　　(b)　　　　(c)　　　　(d)

图 4-38　支具内患者的中线偏移得更加厉害,侧弯度数增加

通过以上 2 个案例,我们可以看到,无论是发展风险比较高的未成年人,还是发展风险相对较低的成年人,经过中线失控的支具干预,都将有不可预知的发展风险。

(2)矫形空间。脊柱侧弯是三维空间的变形,椎体的旋转带动了躯干旋转,身体也出现了凸侧、凹侧之分。这就要求支具在压制凸侧时让凹侧充分释放。

如图 4-39 所示,我们可以从中间两张穿支具的照片看到支具与身体很服帖,紧贴身体的支具在隐蔽性上有一定好处,但是凹侧也被支具紧贴,缺乏矫形空间,支具起不到矫正的作用,无法控制住侧弯的发展。

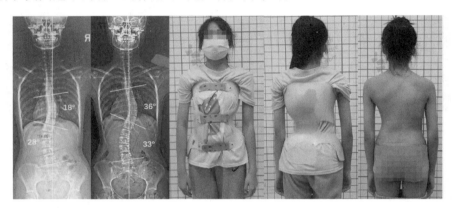

图 4-39　缺乏矫形空间的支具

图 4-39 所示案例也是支具设计缺乏矫形空间的典型案例,凹侧没有释放空间,这对于矫正侧弯来说就是一场灾难,同时这个支具的中线也是失控的,穿戴支具 1 年后 Cobb 角度增加 18°也就很好解释了。

（3）生理曲度。正常的脊柱从矢状面看有 4 个生理曲度,前文有提到保持生理曲度对于脊柱侧弯矫正的重要意义,那么支具内也需要重点关注生理曲度的表现。

图 4-40 所示的支具我们观察背部犹如平板,脊柱侧弯患者本身就有平背的趋势,穿戴这样的支具后会加剧平背的情况。

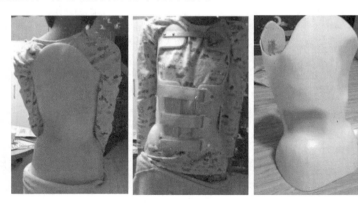

图 4-40　没有生理曲度的支具

如图 4-41 所示,我们可以从原始 X 线片(b)看到平背情况已经很明显,但是支具设计的时候错误地给了腰部向后的曲线,而且增加了腹压,从(a)穿戴支具后拍摄的侧位片可以看到,腰椎位置后凸的趋势更加明显,这个对于腰弯的矫正是非常不利的。

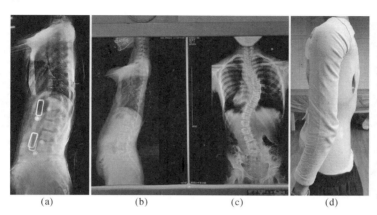

(a)　　　(b)　　　(c)　　　(d)

图 4-41　没有生理曲度的支具

(4)发育空间。脊柱侧弯支具最常使用的群体是身体快速生长发育的青少年,支具设计时需要重点考虑发育空间方面的需求。

图 4-42 所示是一类典型的严重妨碍患者生长发育的支具,无论是身高生长方向,还是身体围度的生长空间全都包裹住了,如果这个支具用于腰背部短期临时固定还说得过去,但是作为通常使用 1 年时间才更换的脊柱侧弯矫形支具,这样的设计就存在严重的隐患了。

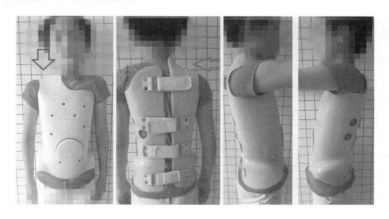

图 4-42　抑制身高发育的支具

如图 4-43 所示案例,从其历史资料中观察,2019 年 X 线片较 2017 年原始 X 线片有所改善,但是这个时候没有注意到体表和 X 线片的平衡,完全以 X 线片为矫形依据设计矫形方案。又经过 2 年支具穿戴后,到 2021 年胸弯度数明显增加。因为长期的过大力度的干预,胸廓肋骨严重变形。

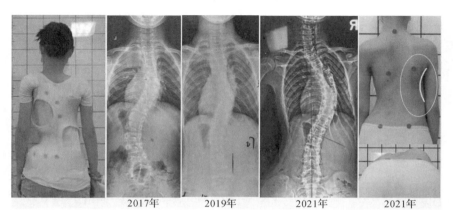

|2017年|2019年|2021年|2021年|

图 4-43　矫形力度过大导致胸廓肋骨严重变形的支具

(5)心理影响。支具作为体外矫正器,在矫形期需要每天穿戴 20 小时以上,如何尽量减小支具对日常生活的影响也很重要。

图 4-44 所示支具除了中线失控、矫形空间缺失这些重要缺陷之外,还有一个最大的问题就是会给穿戴支具的孩子造成非常大的心理压迫感,且不论延伸到下颌部位的枕颌托设计对矫正侧弯是否有效,这样一个装置用任何措施都无法修饰隐藏,对于孩子的心理健康成长可能造成严重影响。

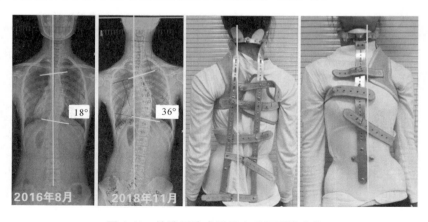

图 4-44　给孩子造成严重心理问题的支具

以上是 5 项很容易分辨支具是否有效的评测方法，如果您现在穿的支具符合上述情况中的一项或多项，建议及时与您的支具师沟通。另外，我们自己应做一些基础数据的收集和保存工作，例如原始的 X 线片、体表照片、体表旋转度数据，以及每次复查时相关的照片和数据。只有数据充分才能明确知道自己侧弯矫正的进度，判断是改善还是恶化，都需要现在数据与原始数据的对比才能客观。

3. 支具与皮肤护理

对于脊柱侧弯的孩子来说，夏天是最难忍受的一段时间，不但要忍受酷热，还要尽可能地隐藏支具，不被别人发现。因为天热，出汗较多，皮肤在压力下容易出现压疮。如果出现这种情况，估计要 3—4 周不能穿戴支具，可能很长时间才达到的矫形效果一下子又反弹回去，处于生长发育高峰期的孩子还可能侧弯加重。下面说一些支具穿戴时会遇见的皮肤问题及应对策略，帮助孩子避免出现严重的皮肤问题，轻松度过夏天。

（1）皮下囊肿、皮肤压疮等问题。

皮下囊肿（如图 4-45），是由于支具长期压迫皮肤，皮脂腺导管阻塞后腺体内因皮脂腺聚积而形成的良性囊肿。很多人都曾有过长粉瘤的经历，尤其是处于生长发育旺盛期的青年人。皮脂腺囊肿好发于头皮和面部，其次是躯干部。由于其深浅不一，内容物多少不一，因而其体积大小不等且差距很大，小的如米粒大小，大的如鸡蛋大小，往往被诊断为脂肪瘤、纤维瘤等。皮脂腺囊肿生长十分缓慢，但患者仍能感到其在逐渐增大。

皮肤压疮（如图 4-46），系身体局部长期受压使血液循环受阻，引起皮肤及皮下组织缺血而发生水疱溃疡或坏疽的情况。

长期压迫且集中于身体某一部位，足以使局部血液循环受阻而导致组织缺氧，从而引起组织损伤和坏死。若继续受压会导致全层皮肤坏死缺损，产生的溃疡易导致细菌感染。由于溃疡基部及边缘的毛细血管和静脉瘀血，加之逐渐形成的大量肉芽组织，使溃疡或坏区在皮下迅速穿凿扩大，数天内直径可达 3—6 cm，穿凿范围可距边缘 8—10 cm，向深部发展可累及骨膜甚至骨质，引起局灶性骨膜炎或骨髓炎。

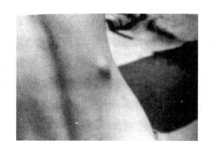

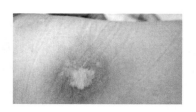

图 4-45　皮下囊肿　　　　　　　　图 4-46　皮肤压疮

出现以上 2 种皮肤问题，首先要停用支具，排查致病原因，然后去正规医院皮肤科或骨科治疗，等皮肤完全恢复才能重新穿戴支具。

（2）应对策略。

第一，每天洗澡，保持皮肤清洁。

第二，用酒精按摩骨盆部位及压力面部位的皮肤，增加皮肤的耐受性。坚持按摩，直到皮肤有很好的耐受性为止。

第三，经常观察皮肤的颜色。正常情况下穿戴支具矫形一段时间后，脱去支具，压力点的皮肤应是樱桃红色，且在 30 分钟内能自然恢复。如果 30 分钟后皮肤仍然发红，则应该及时调整支具。

第四，在支具的下面穿一件贴身的无扣纯棉衣服。衣服的长度要超过支具的长度。出汗较多的时候，可以半天换一次衣服。

第五，支具应尽量系紧，以免磨破皮肤。尤其是在压力点位置，衣服不要出现褶皱。

第六，热天最好在支具里面或者身体上涂抹一些粉状的护肤品（例如痱子粉），对粉质敏感的皮肤可用酒精擦拭。不要使用油性的护肤品，以免对皮肤造成伤害。

第七，当皮肤出现破溃（剧痛，过分发红、发青、发紫）时，先不要穿戴支具，应在医生指导下，等皮肤好转后再穿戴，或者咨询康复医师、矫形技师。

第八，矫形支具都是聚乙烯塑料制成的，可以用毛巾擦拭，保持清洁。

此外，穿戴支具一段时间后，骨盆部位及压力部位的皮肤会出现色素沉着。这属于正常现象，当治疗结束后会自然恢复。

七、一个都不能少：支具、体操和孩子的校园生活

1.老师，其实我也不想给你添麻烦！

一封侧弯孩子写给班主任老师的信

老师：

　　您好！

　　新的学期开始了，很高兴和您还有同学们再次相聚。您可能还不知道，我其实患有脊柱侧弯并且正在接受治疗。

　　青少年脊柱侧弯通常是指，青春期的孩子经诊断，脊柱在三维空间上发生变化，从背后看脊柱不是直的，而是 S 型或者 C 型。这可能导致我不对称的姿势外观（高低肩、后背一侧隆起或者骨盆和走路看上去有点怪怪的）。脊柱侧弯影响着约 2% 的中国孩子，很不幸，我就是其中的一个。特发性脊柱侧弯病因并不明确，并不是调皮不听话的孩子才会得侧弯。

　　青春期长个子的时候是脊柱侧弯矫正的最佳时机（当然，如果不去管它也会变坏得更快），所以我需要每天佩戴支具接受治疗，直到我的脊柱完全发育成熟，治疗时间可能是一年也可能是两年。

　　有时候戴着支具会让我觉得不自在，不光是穿着一个塑料壳不舒服，我更怕同学们发现我的衣服后面会凸出来一块东西，从而投来异样的眼光。

　　有些侧弯的孩子在教室里坐着的时候可能身体需要歪向一边，有的可能要将一条腿放下来，请不要觉得奇怪，那样的姿势会让我们的侧弯得到改善，脊柱变得更直。

　　侧弯通常不会带来疼痛，但是坐着或戴着支具保持一个姿势久了我们有时会感到不适（如图 4-47），这时我们会挪动一下位置或身体，看起来像是我们注意力不集中或者多动。

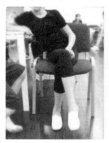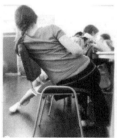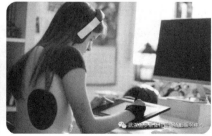

图 4-47　脊柱侧弯的孩子需要保持特定姿势防止侧弯加重

我们还是非常喜欢上体育课参加体育锻炼的,我们进行大多数体育锻炼的时候需要脱掉支具,运动完后再穿上支具。脱掉支具后我们希望把支具放在一个不显眼的地方,运动完后我们需要躺在一个地方再穿上支具。

有一些体育运动我们是不能做的,例如不断地弯曲或扭动我们的身体、负重的训练、仰卧起坐、举重、负重深蹲和长跑等等,虽然这些对其他孩子来说很有用,但是对我们来说有点不太好。由于支具穿戴还有锻炼动作需要定期调整,所以我们需要更加频繁地请假去让我们的支具师和治疗师检查。由于戴着支具,我们无法像其他孩子一样弯腰捡起一支掉在地上的铅笔,我们需要从座位上站起来,直着身体蹲下去来完成这个动作。这时要是有人帮我捡一下笔该多好啊!

穿着支具有时会感到难受,它不仅挤着我的脊柱,天热的时候更是让我喘不过气来。所以热天的时候我们可能会看起来注意力不太集中。

为了减轻书包对脊柱的负担,我可能需要准备两套一样的教材,一套放在家里,一套放在学校,这样我们的书包就不会那么重。当然,也有些侧弯孩子会拖着带滚轮的书包来学校。

可能某一天作业太多的时候,我没法按时完成,因为我们每天需要花一个小时甚至更长的时间去练习施罗斯体操,让自己的脊柱变得更直,我认为身体的健康可能对我更加重要。

因为穿着支具,我们上厕所会比其他孩子花更多的时间。

如果有可能,我希望向同学们展示一下我穿的支具,不想他们被我身上这个硬邦邦的"盔甲"所吓到而投来异样的目光。支具其实和近视眼镜、牙箍一样,我们戴上支具是为了让身体变得更好,有时我们看起来动作比较笨拙,但我们并不是怪物。

关于军训,我们其实也非常想参加,但是有时因为侧弯度数太大,高强度的训练我们是受不了的,所以是需要请假的,并不是我们想偷懒。

老师,其实我也不想给您添麻烦!班上几十个同学已经够您头痛了,如果您能花几分钟看完上面的文字我就已经非常高兴了!我只是想对您说:"我并不想让您觉得我是故意让自己看上去很奇怪。"

谢谢老师!

您班上一个侧弯的孩子

2.初戴支具——我的贴身小伙伴

刚开始穿戴支具时,患者可能会感觉到困难和不适,这是正常的过程,患者要慢慢地适应支具，值得庆幸的是，由电脑辅助设计制造和根据大量患者穿戴反馈而不断改良的支具，有助于患者在开始的时候就整天穿戴。

在患者试戴支具后，我们都会根据支具片和他们的感受对支具进行调校，以保证在足够的矫正率前提下让患者的穿戴更加舒适，每做完一次调整我们都会让患者四处走走坐坐，看看还有哪里不舒服再做调整，直到患者愿意完全接纳支具。患者在感觉能够基本适应支具后应该尽快在快速生长期按要求定时穿戴。开始的时候由于不适应，有些孩子无法连续穿戴支具，这时只需简单地将支具暂时解开 15—20 分钟，然后再闭合，只需要给予皮肤短暂的恢复时间，身体便能坚持每天佩戴支具超过 20 个小时。但如果在适应期间难以入睡，就建议多等 2—3 天，再在晚间尝试佩戴。否则，患者若每晚因穿戴支具而失眠，则容易意志消沉。

在治疗早期，家长要避免过分劝诫孩子，在青春叛逆期，过分的劝诫会令孩子产生抗拒心理，不愿穿戴支具。若孩子肯慢慢适应，即使需要 2 周的时间，也总比一开始孩子就强烈拒绝穿戴为好。

患者在穿戴初期，有时需要以酒精擦拭受压的皮肤，增加皮肤的耐受抗压能力，治疗初期，皮肤的少许泛红是正常的。

3. 勇敢戴上支具，不要害怕嘲笑

网名北极熊的女生一直在杭州工作室接受矫正，让我们来听一听她的亲身体会和经验吧。

戴支具这件事要不要主动让老师、同学知道？

这是一道戴支具的宝宝们将要面临或曾经面临的必答题。

首先来说老师。一定要和班主任说，因为他（她）会给你提供最切实的帮助，如果有必要（当做操或者康复训练会影响成绩或者作业完成度时），还可以请班主任告知任课老师，获取理解。

北极熊在初中和高中都会第一时间让班主任知晓，班主任老师都很关心熊。初中班主任老师告诉熊穿脱支具就去她办公室，那儿有个屏风，屏风后能保证私密性；高中班主任特意安排了一间老师的小休息室，那里平时没有人，还有长沙发，可以躺着穿支具，非常方便，她说看到我穿支具，她很心疼。这些都是老师们主动给熊安排的，熊爸熊妈都没想得这么周到。老师还会跟同学们强调课间走动要注意以免冲撞，这些关爱让熊觉得好贴心。

对于同学，可以选择性告诉，或者让全班都知道（如果你不介意的话，还可以请班主任替你告诉同学们）。必须告诉关系很好的同学详情，平时很需要他们的帮助，比如他们知道了你不能负重，会帮忙背书包。北极熊深知咱们的书包很重很重，记得曾经有个同学的爸爸说用电子秤称过书包，超过10斤了呢。熊爸买了两套教科书，分别放学校和家里，但有些书上做了笔记的还是要往返携带，所以背书包还是个问题。

熊初三开始戴支具，放学时，书包都是好朋友帮忙一起背到校门口交给来接熊的熊爸或者熊外公。记得有一次，熊做值日在教室里搞卫生（是的，熊没有逃避劳动），熊的同桌独自背书包到校门口却因为人多没有看到来接熊的熊爸，她就一直站在校门口等，她站立等待的身影至今温暖着熊……

高中，书包更重了。熊开始住校，所以不用有人帮忙天天背书包，但是星期五回家的时候，重书包是最好有人帮忙背的啊。起初帮忙的是女同学，可是熊发现女同学力气小，再加上她们自己的书包，有点吃力啊，熊不好意思了，也许男同学才是最适合帮忙的人选。于是熊找到了后座一位"学霸大佬"，每周五无论熊在不在教室（高中熊有幸当上副班长，放学后常要为班级跑腿），他都会很绅士地把"周末加重版"书包扛到楼下，放在图书馆一楼约定的位置，方便熊家长取走。

北极熊是一个做事粗枝大叶的人，所以一不小心会把自己的笔碰掉，穿着支具弯腰不方便，当熊没调整好姿势捡笔的时候，同桌或者前后左右的同学就会弯腰帮她捡起，在初三的日子里，三百天如一日，对此熊非常感动，回忆起来都有作为重点保护对象的幸福感。

如何战胜自己的心理障碍？

戴上支具，我们会忍不住想：

——我戴上支具会不会让人觉得特别奇怪？

——样子一定很丑！别人会不会觉得我像个"怪物"？

——全校就我一个人这样，同学们会不会嘲笑我？

答案是：凡是内心善良的人，都不会以别人的病痛来嘲笑或嘲讽对方。而我们周围的人，大部分都是善良的。

那么会有不理解的人吗？

当然，答案是：会。

当我们不适合背、拎重的东西，由朋友代劳时，会被不友善的人指责有"公主病"。

有时候我们因为要练操而无法完成某项任务，某些人就会说风凉话，比如"很多人都有这种病，为什么你要花那么多时间锻炼"之类的，就好像我们没有很好地利用时间,是"恃病放旷""恃病而娇"。

…………

这些指责毫无逻辑,却可能会伤害我们。

举这些例子,只是给宝宝们打预防针。

熊一开始挺介意别人对她的看法,也曾走过艰难的心路历程。

熊的心得体会是:偏见也好,蔑视也罢,都不用太在意。有时候置之不理是最好的处理方法,个别充满敌意的人,多半是不求上进、只会给大家传递负能量的人。

要相信,爱你的人无论你变成什么样都会关心爱护你的;而不喜欢你的人,你又何必在意他们的想法呢?

当然,如果事态严重到自己无法解决时,还是建议与家长和老师沟通,寻求他们的帮助。

虽然在我们成长的路途中,很多事情必须一个人经历,但你要知道,你不是一个人在战斗。You are not alone!

有时候,把堆积在内心的难受告诉朋友或是父母,你会感觉轻松很多。

祝所有的侧弯宝贝都可以战胜困难,收获抗弯战斗的胜利。

最后放上但丁他老人家的那句名言:走自己的路,让别人说去吧。

(摘自"勤恳的北极熊"公众号,有修改)

4.学习、锻炼和侧弯矫正可以找到平衡

小安是 2003 年出生的女孩,2018 年 8 月来到武汉工作室,右侧剃刀背明显,当时 X 线片显示胸弯 34°,腰弯 20°,骨龄较大,接近 4 级,支具矫形想要减少度数还是比较困难的。3D 扫描后,在等待支具的时间里孩子进行了 1 周的施罗斯强化体操训练,体态改善明显,孩子家长瞬间树立了康复的信心。

佩戴支具后,考虑到孩子骨龄较大、柔韧性差,我们嘱咐孩子回家必须每天认真练习施罗斯体操 1 小时以上,和时间赛跑,在骨龄 5 级发育结束之前尽最大努力减少度数,恢复体态对称。

因为佩戴支具时孩子正在上初三,学习非常紧张,但小安每月只要有空就会定期到工作室复查,检查体表和支具。体操动作越练越有力,越练越标准。2018年 12 月国外专家马克西姆在工作室授课时对小安的体操动作赞不绝口。

在工作室,能减度数的孩子数不胜数,大骨龄和成年人减度数成功的也大有人在,但是既能减度数,又能继续当学霸,还能从体育小白变成中考体育高分获

得者的怕只有小安一个人了。她是如何完成这一看似不可能完成的任务的呢？让我们来听听小安的独门秘籍吧！

坚持才会看到希望

有些事不是看到了希望才去坚持，而是因为坚持才会看到希望。以这句话开头，引出我接下来想现身说法的话题：关于侧弯和体育中考，只要坚持下去，就会在两者上都看到希望的曙光。

侧弯和体育中考

针对本地体育中考的 3 个项目——800 米长跑、跳绳和坐位体前屈，我来谈谈我准备时的感受。

因为初期侧弯度数大，直到体育中考前 1 个月左右，我才跟班开始进行大运动量的集训。很感谢妈妈在那段时间的陪护，每次在我运动后帮助我及时更换衣物穿戴支具。除体育课练习之外，我也在每晚坚持练习 1 分钟跳绳，跳绳后马上接着练习体操，减轻剧烈跳绳运动带来的影响。

在练习体操时，除常规的动作要做到位之外，我会着重进行松解动作的训练。松解运动是用来提高柔韧性的上佳练习方法，认真去做，能有自己被拉伸的感觉是最好的。松解运动给自己的柔韧性带来的是潜移默化的影响，可能一两天的改变很微弱，但是日积月累就会从量变到质变。在考试候场的时候，做一做松解动作能在短时间内大幅度增强柔韧性，体前屈的成绩在那一刻也会有提升。

关于长跑和跳绳，除了技巧的练习之外，平时的腰背肌练习也是很重要的。长跑需要很好的体能，每日坚持做操使我的肺活量有很大提高，腰背肌等核心运动训练也会改善自己的体能。因为支具抬高了左肩，一开始脱支跑步我的动作很不协调，后来有针对性地加强了摆臂训练，效果显著，我的长跑成绩逐渐提升。

侧弯和学习

再说说初三的学习和锻炼之间的关系。学习固然紧张，但要学会利用好所有有限的时间，保证练习体操的时间。要尽量在学校里利用碎片时间完成学习任务，回家保证 1 个小时时间去练习体操。虽然中考只有 1 次，但身体健康更加可贵，它会伴随你一辈子。总而言之，在学习和体操中，请把体操锻炼放在第一位。与其在书山题海中拼命得到好成绩却让自己的情况恶化，不如在拥有健康身体的同时兼顾学习；与其在题海中盲目刷题，不如认真对待课堂和作业，及时将不懂的问题弄懂。对于侧弯治疗的孩子来说，时间是宝贵的。

最后，非常感谢施罗斯团队的各位老师，一直鼓励和帮助我战胜困难。还记得去年夏天那个爱哭鼻子的小丫头，因为侧弯感觉天空都是灰色的。在老师们耐心细致的指导下，体操越做越标准，体态也渐渐改善，相信自己付出的汗水会得到回报，努力就有希望，坚持就会遇见更好的自己！

生如逆旅，一苇以航。只要坚持，奇迹就会出现！

小安

2019年7月写在中考结束发榜之际

5. 戴上支具后这样穿搭才更美丽

首先说说内衣，戴支具力点有多痛，只有亲身体验过的宝宝才明白啊。所以支具内衣舒服和合身是最重要的，支具内衣穿得不合适，会造成或加重力点皮肤问题。

关键词一：面料舒适

面料最好用天然纤维，最常见的是棉，吸汗透气，不易过敏，且往往加少量的莱卡（对，就是宝宝们经常在衣服吊牌上看到的"LYCRA"标识）增加衣服的弹性。

关键词二：合体

这里的合体指的是完全贴合身体，否则支具一压迫就形成折叠和褶皱，很不舒服且直接磨损皮肤哦，脱下来会看到皮肤上一道道的压痕。

关键词三：Bra

Bra的话最好是那种无痕一体成型的，市面上也有直接加胸垫的支具内衣。

再来说说外衣，戴支具可不好看了，这也是之前令我比较崩溃的一点。For example，一侧肩膀高起，后背拱起一块（支具师总是会说：支具设计留出的释放空间）……

所以穿了支具，"好看"二字似乎和我们暂时绝缘了。可是支具宝宝也爱美啊。不要紧，听熊说说我们选外衣的关键词吧。

关键词一：长

买尽量长些的上衣——最好是将手举高时，支具的下端也不会露出来。

关键词二：宽松

熊本来是只瘦熊，现在外衣熊妈特意买大两号，宽宽松松，追赶快乐的风，啦啦啦。

中国中小学生的校服一向被吐槽不好看，但熊真的非常感谢我们丑萌丑萌的校服啊，肥肥大大，非常"包容"支具，哈哈。

关键词三：带帽子

有宝宝可能会说：熊，你写错别字啦，是"戴帽子"不是"带帽子"。

No,No,No,没错的，这里带帽子是指穿带帽子的外衣啦。

穿支具后，不美观的部位主要是背部，看起来或多或少有些奇怪，帽子可以完美遮挡。

关键词四：垫肩

对，就是那种 20 世纪 80 年代流行的海绵垫肩，哈哈哈。如果穿了支具高低肩很明显（尤其胸弯的宝宝）可以考虑购买垫肩，缝在低侧肩膀外衣的里面，可以看起来双肩基本对称。熊妈说她笨手笨脚，她们这一代已经基本不擅长女红了啊，但熊一声令下，她也会火速给熊的衣服右肩缝上垫肩……她是爱熊的啊。

但是北极熊上次被同学拍肩膀的时候露馅了，哈哈哈……

（摘自"勤恳的北极熊"公众号，有修改）

八、脊柱侧弯与运动

1.脊柱侧弯患者更应该科学对待运动

在与患者家长日常交流时，家长对于孩子平常能做什么运动问得特别多，孩子没侧弯之前跑跑跳跳非常活跃，发现侧弯之后连书包重一点都担心，甚至体育课都不让孩子上了，其实孩子并没有我们想的那样脆弱。《2016 年 SOSORT 指南》建议侧弯的孩子要积极参与体育活动，因为运动不但能使身心健康，还能提高孩子的自信心，有文献表明，经常参与体育运动的侧弯孩子其自信心和心态都要好于那些不参与运动的侧弯孩子。

以下是参加体育运动或进行新的运动时，侧弯的孩子应该考虑的事情。

（1）跳舞的女孩侧弯发病概率更高！

关于艺术体操和芭蕾舞蹈。一项研究发现，参加艺术体操运动项目的儿童脊柱侧弯发生率（12％）高于未参加的（1.1％），且高出 10 倍。研究中假设的"危险三联征"即关节松弛、延迟成熟、不对称的脊柱负荷，在脊柱侧弯病因学中起着重要作用。

另一项美国的研究[①]针对 75 名平均年龄在 24.3 岁的专业芭蕾舞者（她们都是从小开始练习舞蹈的），该研究显示 24％的舞者都患有脊柱侧弯，并且侧弯的

---

① TANCHEV P I, DZHEROV A D, PARUSHEV A D, et al. Scoliosis in rhythmic gymnasts[J]. Spine, 2000, 25(11): 1367-1372.

舞者中有83%都有月经推迟的现象(推迟到14岁或以后),侧弯的发生率和初潮年龄较晚之间存在显著相关。

在特发性脊柱侧弯中,女性占80%(男性占20%)。虽然特发性脊柱侧弯原因不明,但应该和女性较男性肌肉力量弱、韧带更加松弛有一定关联。结合以上研究内容,舞蹈的练习会进一步加剧女性的这一特征,从而加大了侧弯的发生风险。

(2)游泳可以矫正侧弯吗?

游泳有很多好处,水中的浮力可以减少脊柱和骨骼的负重,并减少维持姿势肌肉的张力,在水中也比较容易进行姿势体态的自我调整练习,游泳也能明显改善孩子的肺活量,同时可以延缓肌肉的疲劳。因为好处很多,所以很多医生和家长会让侧弯的孩子进行游泳锻炼。

实际工作中,我们也经常从家长那获得反馈:孩子轻度的侧弯通过游泳锻炼得到了很好的恢复。但其实目前很少有文献明确支持游泳能够矫正侧弯,有很多针对游泳运动员姿态、侧弯和疼痛的研究,所得到的结果和大家的想法并不一致。有很多文献显示,高强度的游泳训练会增加侧弯及体态问题发生的风险。(如图4-48)

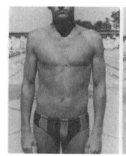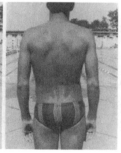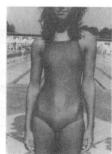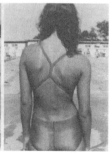

图4-48　游泳运动员也容易出现姿态异常

1986年美国T.J. Becker等人针对游泳运动员侧弯情况开展过一项更大规模的研究[1],共有336名游泳运动员接受了侧弯检查(193名女性和143名男性),6.9%的游泳运动员有结构性的侧弯问题,16%的游泳运动员有轻微的功能性侧弯问题。研究表明,游泳运动员的侧弯患病率是6.9%,为正常人群

---

[1]　BECKER T J. Scoliosis in swimmers[J]. Clinics in Sports Medicine,1986,5(1):149-158.

(1.9％)的 3.6 倍。

2012 年,塞尔维亚的研究人员 Milenković Saša 等人对该国 30 名国家队男女游泳运动员(年龄 13—26.5 岁)的体态和侧弯情况进行了调查[①],结果发现:侧弯、驼背、体态不对称问题在游泳运动员中较为普遍,侧弯情况更加突出,自由泳的运动员侧弯比率更大,相对来说,练习蛙泳的运动员侧弯较少。

很多游泳选手很小就开始进行大量的运动训练,而大量的运动很有可能会导致停经,延缓成长发育。另外,在 10—18 岁脊柱快速生长阶段,虽然游泳运动员在水中游泳关节并不会受到重力的影响,但游泳是一种重复性强的运动训练,若是泳技不佳或是在进行游泳推进时想要追求速度,身体的惯用侧就会用较多的力量,造成肌肉的不平衡,因此脊柱侧弯也容易被诱发形成。

我们认为对于 15° 左右以姿态不良为主的侧弯,适当加强运动是能够帮助姿态恢复的,因为这类青少年患者通常都缺乏锻炼,这里指的是广泛的运动,包括游泳、跳绳、球类、跑步等。但 20° 以上的侧弯,其发展趋势已建立和形成,这些运动是无法起到矫正作用的,只能作为侧弯矫正的辅助运动,目的主要是提高肺活量、增加肌肉力量等。

2.侧弯矫正和运动爱好可以兼顾

案例 4-7

2018 年 3 月,罗马尼亚有氧体操女运动员 Claudia 被诊断出患有青少年特发性脊柱侧弯,尽管她非常努力,但仍然没能阻止侧弯的发展,6 个月后侧弯度数从 22° 增至 40°,医生告诉她需要停止一切运动,她喜爱的体育事业可能会受到影响。在教练和朋友的推荐下,Claudia 和家人做出了一个重要的决定:进行施罗斯支具和体操的保守治疗。经过 1 年多的矫正,Claudia 的情况明显得到改善。(如图 4-49)

① SAŠA, DOBRICAŽ, SAŠA B, et al. Frequency of the spinal column postural disorders among elite Serbian swimmers[J]. Facta universitatis-series: Physical Education and Sport,2012,10(3):203-209.

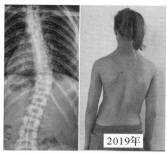
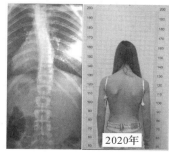
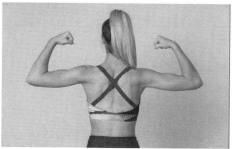
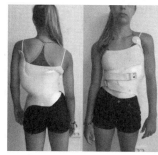
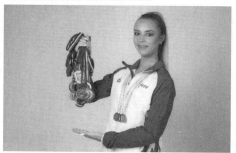

图 4-49　罗马尼亚 14 岁有氧体操女运动员侧弯 40°，施罗斯支具＋体操矫正 1 年多

经施罗斯矫正（1 年 4 个月）的罗马尼亚侧弯女运动员 Claudia 在阿塞拜疆巴库举行的 2021 年世界健美操锦标赛中荣获有氧舞蹈年龄组亚军。

九、脊柱侧弯对孩子身高的影响

很多家长担心脊柱变弯了会影响孩子的身高。这分两种情况：对于 30°以内的侧弯，对孩子的身高影响不大，因为脊柱虽然在冠状面变弯了，但是由于矢状面生理曲度的丢失，侧面看脊柱实际更直了，在度数不大的情况下对身高的影响很小；但是一旦侧弯加重，达到 30°以上，就会对身高产生较大的影响。表 4-3 呈现了脊柱侧弯角度与上身缩短高度的对应关系。

表 4-3 脊柱侧弯角度与上身缩短关系的粗略估计

脊柱侧弯角度/度	上身缩短高度/cm	脊柱侧弯角度/度	上身缩短高度/cm
20	1.5	55	3.5
25	1.5	60	4.5
30	1.5	65	4.5
35	1.5	70	5.5
40	2.5	75	5.5
50	3.5	80	6.5

数据来源:克丽丝塔《脊柱侧弯的三维治疗》。

如何评估孩子的侧弯是否影响了身高?影响多大呢?首先我们需要对孩子的身高做一个合理的评估。

1.身高评估

父母可以参考李辉、季成叶等人研究编制的0—18岁儿童青少年身高、体重百分位数值表[1],按孩子目前的年龄、身高和体重找到相应的分值。

正常范围内,不同年龄孩子身高和体重的标准分为不同的档次,身高从矮到高、体重从轻到重,都可以分为 3rd、10th、25th、50th、75th、90th、97th 百分位数 7 个档次。如果孩子的身高和体重在同一个档次,属于匀称型;如果身高档次比体重的档次高,属于苗条型;如果体重的档次比身高的档次高,那就属于粗壮型。下面以 9—16 岁女孩为例,其身高、体重百分位数值如表 4-4 所示。

每个孩子的身高生长都有自己的轨迹和规律,一个女孩现在的身高在 50th 左右的档次水平,如果没有进行任何干预的话,未来的身高(按表 4-4 找到 18 岁的那一行,50th 的位置)很可能也会在 50th 左右的水平,即 160 cm 左右。

---

① 李辉,季成叶,宗心南,等.中国 0—18 岁儿童、青少年身高、体重的标准化生长曲线[J].中华儿科杂志,2009(7):487-492.

表4-4　9—16岁儿童青少年身高、体重百分位数值表（女）

分值 年龄/岁	3rd 身高/cm	体重/kg	10th 身高/cm	体重/kg	25th 身高/cm	体重/kg	50th 身高/cm	体重/kg	75th 身高/cm	体重/kg	90th 身高/cm	体重/kg	97th 身高/cm	体重/kg
9	123.3	20.93	126.7	22.93	130.2	25.23	134.1	28.19	138.0	31.63	141.6	35.26	145.1	39.41
9.5	125.7	21.89	129.3	24.08	132.9	26.61	137.0	29.87	141.1	33.72	144.8	37.79	148.5	42.51
10	128.3	22.98	132.1	25.36	135.9	28.15	140.1	31.76	144.4	36.05	148.2	40.63	152.0	45.97
10.5	131.1	24.22	135.0	26.80	138.9	29.84	143.3	33.80	147.7	38.53	151.6	43.61	155.6	49.59
11	134.2	25.74	138.2	28.52	142.2	31.81	146.6	36.10	151.1	41.24	155.2	46.78	159.2	53.33
11.5	137.2	27.42	141.2	30.39	145.2	33.86	149.7	38.40	154.1	43.85	158.2	49.73	162.1	56.67
12	140.2	29.33	144.1	32.42	148.0	36.04	152.4	40.77	156.7	46.42	160.7	52.49	164.5	59.64
12.5	142.9	31.22	146.6	34.39	150.4	38.09	154.6	42.89	158.8	48.60	162.6	54.71	166.3	61.86
13	145.0	33.09	148.6	36.29	152.2	40.00	156.3	44.79	160.3	50.45	164.0	56.46	167.6	63.45
13.5	146.7	34.82	150.2	38.01	153.7	41.69	157.6	46.42	161.6	51.97	165.1	57.81	168.6	64.55
14	147.9	36.38	151.3	39.55	154.8	43.19	158.6	47.83	162.4	53.23	165.9	58.88	169.3	65.36
14.5	148.9	37.71	152.2	40.84	155.6	44.43	159.4	48.97	163.1	54.23	166.5	59.70	169.8	65.93
15	149.5	38.73	152.8	41.83	156.1	45.36	159.8	49.82	163.5	54.96	166.8	60.28	170.1	66.30
15.5	149.8	39.51	153.1	42.58	156.5	46.06	160.1	50.45	163.8	55.49	167.1	60.69	170.3	66.55
16	149.9	39.96	153.1	43.01	156.4	46.47	160.1	50.81	163.8	55.79	167.1	61.91	170.3	66.69

2.身高目标

如何评价孩子的身高生长潜能是否得到了发挥？首先要计算一下遗传身高，遗传身高的计算方法很简单：

男孩的遗传身高（cm）＝（父亲身高＋母亲身高＋12）÷2

女孩的遗传身高（cm）＝（父亲身高＋母亲身高－12）÷2

上面计算公式中，12这个数字，是成年男女平均身高的差值。以我国为例，《中国居民营养与慢性病状况报告（2020年）》显示：18岁男性的平均身高为169.7 cm，18岁女性的平均身高为158 cm。二者相减为11.7，公式中取12。这样算出来的遗传身高是平均值，在这个平均值上下6.5 cm的范围内，都属于遗传身高的正常范围。

很少有人愿意自己的孩子长在遗传身高平均值以下，一般都希望儿子超过爸爸的身高，女儿超过妈妈的身高。

得出遗传身高后，放入0—18岁儿童青少年身高、体重百分位数值表中，看属于哪一个档次，然后再和表4-4中得出的档次进行比较来判断孩子是否能超过遗传身高。

例：10岁的女孩丽丽现在身高135 cm，得分25分；体重37 kg，得分75分。而计算的遗传身高为160 cm，50分。按照现在的情况如果不做干预，孩子大概率不会长到遗传身高，可能只能达到157 cm左右（25分的水平）。针对这个孩子，体重得分高，身高得分低，营养大部分增加了体重，分给身高的很少，这个时候如果想增高减重，加强运动、改善饮食就是当务之急。

3.侧弯的孩子也需要增高

（1）保证睡眠时间。生长素和褪黑素对孩子长高很重要。

生长激素正常分泌是身高正常生长的必要条件，生长激素一般呈脉冲式分泌，一波一波的。一天当中生长激素分泌最高的一波一般是在夜里11点到凌晨1点。生长素一般是在孩子睡着之后1—2小时，进入深度睡眠的时候，分泌达到高峰。这样算下来，孩子至少应该在夜里10点前睡着，这样过1—2小时，到夜里11点的时候，孩子进入深度睡眠，正好也是生长激素分泌节律的高峰时期。两个条件吻合，才能让生长激素分泌达到理想的峰值。

国际上有研究表明,褪黑素缺乏导致脊柱侧弯。[①] 这有可能不是主因,但有可能会加速侧弯恶化。对于脊柱侧弯孩子来说,如何保证褪黑素分泌正常,这是关键。建议家长,孩子的房间要完全隔光,也就是在孩子睡觉时,不能有任何的光亮,不然会影响褪黑素的分泌。

（2）改善饮食和营养。

适当多一点优质蛋白饮食,对儿童成长非常有利,比如豆类、鱼虾、瘦肉、鸡蛋、牛奶等。当然,富含维生素的水果、蔬菜也是不可或缺的。控制甜食、零食、饮料等也非常重要,让体重少长一点,身高就能多长一点。

另外,对于侧弯的孩子,维生素 D 的水平也非常重要,如在医院确诊维生素 D 缺乏,应按医生建议额外进行补充,增加户外活动,多晒点太阳也有益于维生素 D 的吸收。

（3）加强体育锻炼。

运动能刺激生长激素的分泌,同时也能促进孩子的骨骼、肌肉、关节和韧带发育。对于超重、肌肉韧带较松弛的孩子,如果想在治疗侧弯的同时更好地改善身高,建议每天坚持进行 30 分钟左右有氧运动,可以进行跳绳、高抬腿、跑步、快走等安全的、增强骨质的运动。

十、大骨龄的孩子也可以减度数

脊柱侧弯矫正的最佳时机是青春发育期骨龄较小、脊柱还在生长的时候。这个时候用支具将弯曲的脊柱矫正到一个比较直的位置,然后脊柱以及脊柱周围的肌肉骨骼和韧带在这个最佳的位置继续生长,这样的话,脊柱是能够在剩下的发育期内慢慢长直的。而且脱掉支具后,这种长直的脊柱度数不容易反弹。对于骨龄 4 级、5 级的孩子来说,脊柱发育阶段几乎结束,骨骼趋于成熟,这个时候治疗的主要目标是改善体态,让体态变得尽量好看,而并非减少度数。大骨龄的孩子减少度数相对困难,但是只要努力付出,也会有好的结果。

案例 4-8

男孩,2004 年出生,2019 年 8 月来武汉工作室初诊时胸弯 Cobb 角达到 55°,接近手术范围,随着年龄的增大,如不干预,侧弯度数还会继续增加。考虑到孩子的度数较大,体态不对称较严重。我们给他制订了 GBW 支具＋体操的

---

① GIRARDO M, BETTINI N, DEMA E, et al. The role of melatonin in the pathogenesis of adolescent idiopathic scoliosis（AIS）[J]. European Spine Journal,2011,20(1):68-74.

解决方案。

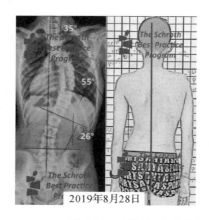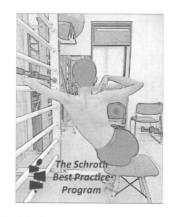

2019年8月28日

**图 4-50 大骨龄、大度数的孩子在佩戴支具前需要
进行大量的体操练习**

经过 1 年严格的佩戴支具和辛苦的体操训练,2020 年 8 月来复查时孩子的体态已发生了很大变化:剃刀背明显下降,左侧胸廓变得饱满,整个人变得挺拔了! 脱支复查度数从 55°降到了 33°(图 4-51),脱离手术范围。

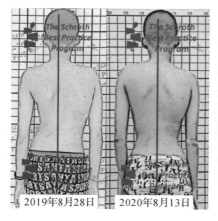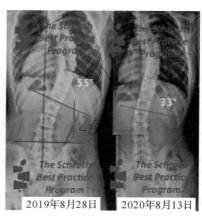

2019年8月28日   2020年8月13日   2019年8月28日   2020年8月13日

图 4-51 2004 年出生的男孩侧弯 55°,矫正 1 年降至 33°

从这个案例可以看出,度数和骨龄较大的孩子虽然错过了最佳的矫正时期,但努力进行体操训练配合支具矫正还是能够达到比较满意的保守矫正效果的。在矫正过程中侧弯趋势的逆转尤为重要,在日常的复查中,体表数据的对比是判断侧弯矫正进程的重要依据。我们从大量案例中总结出经验:当体操练习强度

较大的时候也需要增加单位时间内的复查次数,让支具师和体操治疗师能更及时地调整支具和体操方案,确保整个矫正进度中度数和体表的一致性。

案例 4-9

女,2004 年出生。2018 年 9 月来武汉工作室初诊时腰弯 Cobb 角达到 41°(如图 4-52),月经 1 年多,骨龄接近 4 级,脊柱生长和矫正空间有限,我们给她制订了 GBW 支具+强化体操的矫正方案。孩子身体比较柔软,支具内的度数非常理想,但鉴于孩子度数大、骨龄大,脱支后度数反弹可能会很大,我们嘱咐家长、孩子一定要进行大量的体操训练,强化凹侧肌肉及核心力量,稳定脊柱,减小反弹。

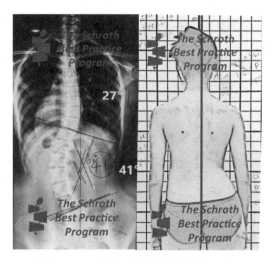

**图 4-52 2004 年出生的女生腰弯 41°,
医院建议立即进行手术**

家长了解到孩子已经失去了最佳矫正时期,要想达到好的效果,大量训练是必不可少的,但孩子刚刚进入初三,学业紧张。权衡再三,家长和学校磋商,依次说服各科老师,孩子目前以矫正训练为主,会占用一些学习和作业的时间,作业完成可能不及时,但学校老师都非常通情达理,表示理解。

学业的压力暂时减轻了,孩子有了更多的时间进行体操训练,每天放学完成部分作业后的时间基本用来锻炼,除了按我们的规定完成施罗斯体操训练,还额外增加了 1 个小时的核心及有氧训练。2019 年矫正 1 年多拍片复查时,孩子的脊柱奇迹般地降至十几度。2020 年 12 月,脱支 48 小时后拍片复查,结果出乎所有人的意料,度数稳定在了 10°(如图 4-53),保持在支具内的度数,没有任何反弹。体态对称,旋转度正常。

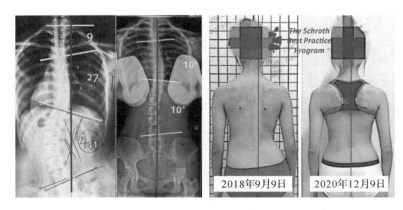

图 4-53　2004 年出生的女生腰弯 41°,矫正 2 年降至 10°

案例 4-10

女,2005 年出生。2018 年 9 月发现侧弯时胸弯度数 47°,在武汉工作室矫正 2 年,2020 年 8 月复查,侧弯度数降到 37°(如图 4-54)。

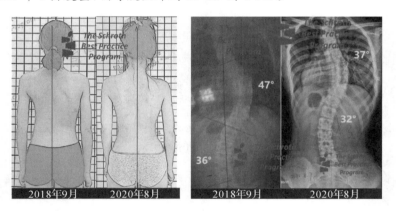

图 4-54　2005 年出生的女孩胸弯 47°,矫正 2 年降至 37°,体态对称

原始度数较大的孩子,为了达到支具内较好的矫正效果,需要在适配支具前进行 5 天的体操练习,也让身体为支具穿戴提前做好充分的准备,通常孩子需要花半个月去逐步适应穿戴支具 22 小时的模式,强化训练适配支具 1 周左右,孩子就可以全天穿戴无任何不适了。

十一、矫正期的复查要求

特发性脊柱侧弯支具及体操矫正，一般治疗周期较长，最少都需要几年时间。这就需要孩子至少每 3 个月复查 1 次，医生和支具师通过复查来监控某段时间内孩子支具的穿戴和矫正情况，支具是否需要调整，身高和坐高变化等情况。但有时家长怕耽误孩子学习或者怕频繁拍片有辐射危险而没有定期复查，耽误了治疗效果。下面是复查时需要检查的内容：

（1）孩子穿戴支具的时间是否得到保证？穿戴位置和松紧度是否按要求执行？我们要求大部分孩子每天穿戴 22 个小时。

（2）体操锻炼是否到位？是否需要进行调整？

（3）孩子身高如果增加了，支具的力点就要向上调整一些。长得特别快的才建议拍片复查（一般只拍正位片）。大部分孩子 3 个月内不需要拍片。

（4）身高如果没增加多少，就要检查支具矫形力度是否要增加，一般通过加垫来完成。我们希望脊柱在支具内不断地变直。如果 3 个月本该增加力度，使矫形效果更好，但孩子没能复查，那接下来的 3 个月，矫形效果就会差一些。

（5）支具的搭扣等附件是否要维修？

另外，在和各位脊柱侧弯孩子家长的交流中，我们发现家长很担心拍片的辐射问题。为了尽量少拍片，在这里说明一下，第一次拍片一般 2 张（站立位全脊柱正、侧位片），3 个月复查一般不用拍片，6 个月复查需按要求脱掉支具几个小时后再拍片，只拍站立位正位片。生理曲度有问题的孩子，可以加拍侧位片。

孩子侧弯支具矫正的最终效果取决于两个因素，即支具内矫正效率和穿戴时间。有的孩子睡觉不知不觉地把支具带子解开，也有些不懂事的孩子到学校嫌不方便就把支具松一些。有时候父母很难察觉和发现。一方面，我们要告诉孩子认真穿戴支具的重要性；另一方面，我们也需要通过按时复查来及时发现问题。有没有按要求认真穿戴支具、有没有按要求练习体操，复查时我们通过简单的检查和对比就能看出来。

十二、合理规划、科学安全脱支

很多家长一听到戴支具治疗都会问，支具需要戴多久？要戴到 18 岁成年吗？这么长的时间孩子坚持得了吗？其实支具不用戴到 18 岁，18 岁是法定的成年年龄，在侧弯矫正中我们参照的主要是孩子的骨龄和 Risser 指征。在孩子的快速生长发育期，支具起的作用是为脊柱提供一个比较直的生长空间和方向，为脊柱的生长保驾护航，当脊柱发育趋于结束（骨龄 5 级左右，女孩月经 2 年以上,在 15 岁左右；男孩由于发育晚,可能会到 17 岁左右),度数稳定、体态对称时就可以考虑逐步脱掉支具了。图 4-55 是患脊柱侧弯的女孩成功脱支后,与马克西姆老师一起庆祝。

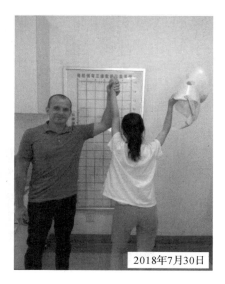

2018年7月30日

**图 4-55　女生结束支具治疗,侧弯恢复良好,
和马克西姆老师一起庆祝成功脱支**

脱支的一般原则是:初始度数小、矫正时间长的孩子可以更快更早一些脱支;对于初始度数大、矫正时间短的孩子则要更晚和更慢一些脱支。脱支是一个逐渐的过程,不能一下子完全不戴支具;而应每 3—6 个月根据孩子复查体态和 X 线片的变化来确定,如果体态良好、X 线片度数稳定则可以进一步减少穿戴时间,从 22 小时逐步减少到 16 小时、12 小时、8 小时,直到完全脱支。

脱掉支具后,孩子的日常姿势注意和体操训练还需要继续,利用日常姿态和肌肉的力量帮助脱支后的脊柱维持在一个稳定的状态。国内孩子学业较重,长期久坐缺乏运动,所以即使脱支也切不可掉以轻心,否则不良的姿势或缺乏锻炼还是有可能让来之不易的矫正成果付诸东流的。

十三、积极乐观面对脊柱侧弯矫正

1.侧弯孩子的心理问题

从学业竞争、父母期望到快速变化的社会经济环境,中国儿童面临的压力正日渐增加。在中国,心理健康问题是青少年最主要的疾病负担之一。2020 年全国范围内开展的最新心理健康研究显示，近 25％的青少年表示感到轻度或严重抑郁。据估算，中国有至少 3000 万 17 岁以下的青少年儿童面临情绪或行为问题。侧弯对孩子的心理影响在这个基础上无异于雪上加霜。

2017 年，美国洛杉矶儿童医院、儿童骨科中心的研究人员进行了一项针对青少年脊柱侧弯患者及其家人心理问题的前瞻性专项研究。[①]

患有脊柱侧弯的青少年可能表现出不太积极的人生观，自尊心较弱，在与同龄人交往方面有困难；然而，不同的侧弯治疗阶段对心理的影响是否不一样，心理问题的影响是长期还是短期的，都值得研究。研究的目的是确定青少年特发性脊柱侧弯的临床显著心理和情绪困扰的发生率，青少年特发性脊柱侧弯患者的发生率是否高于一般人群，研究这一概率是否与侧弯严重程度相关。

研究对象包括了诊断为青少年特发性脊柱侧弯的 12—21 岁患者。研究采用《儿童行为评估系统第二版（BASC-2）》的方法进行了评估，该体系基于对美国超过 100 万儿童的 139 项研究结果和实证。它可以监测孩子在 5 个方面社会心理问题的临床和亚临床水平：学校问题、性格内化问题、注意力不集中/多动、情绪症状指数和个人适应能力。BASC-2 自我报告表由 92 名青少年（12—18 岁，平均年龄 14 岁）特发性脊柱侧弯患者和他们的父母共同完成。研究开始的时候将青少年侧弯患者分为 3 组：手术组 31 人，支具体操组 31 人，观察组 30 人。随后将各组的 BASC-2 量表分数与对应的年龄组的正常参考数值做比较。

在这项研究中，焦虑是最常见的问题。分量表统计显示，侧弯患者的焦虑水平为 12％，家长的焦虑水平为 8％。而在其他儿童疾病的研究中，儿科癌症患者父母的焦虑水平为 9％，接受心脏移植手术患者父母的焦虑水平为 14％。这些结果强调青少年特发性脊柱侧弯虽然可以治疗，但其给患者和家人带来的焦虑的严重程度却有些过高了。

研究中给出的主要结论，需要我们注意：第一，32％的侧弯孩子表现出心理和情绪的问题；第二，66％的父母是不知道他们的孩子有临床上显著的情绪或行为问题的；第三，相比疾病的严重程度，患者和家长对侧弯的焦虑程度似乎过高了。

---

① SANDERS A E, ANDRAS L M, IANTORNO S E, et al. Clinically significant psychological and emotional distress in 32％ of adolescent idiopathic scoliosis patients[J]. Spine Deformity, 2018，6（4）：435-440.

2.侧弯矫正是一场和时间比赛的长跑

很多患者和家长在初诊时都会焦急地询问脊柱侧弯矫正多久才能见到效果。首先我们要知道青少年在发育期脊柱都是在生长的,如果不去干预的话,侧弯就会继续加重,因此只要孩子在生长期就需要对侧弯一直进行干预。这就决定了脊柱侧弯的矫正周期会相对来说长一些,所以那些宣称1个月能够治好侧弯、正骨推拿一次见效的方法都是不大可靠的。那侧弯矫正到底多久才能见到效果呢?这个也是因人而异的,有快有慢。在5天的施罗斯强化训练营中,我们发现:有的孩子练了几天体操身体就回正了,剃刀背也减轻很多;但是有的孩子看上去没有太大变化。集训训练营的目的是让大家掌握正确的施罗斯体操动作,有了变化不要沾沾自喜,没有变化也不必气馁,因为侧弯矫正不是短跑比赛,它是一个长跑,我们的最终目标应该是在脱支的时候(对女孩来说大概在月经初潮2年之后)能够有一个相对安全的度数和对称的体态。每次孩子来复查我们都会拍照,测量旋转度,根据体态变化对体操动作和支具做相应的调整。常规的复查至少每3个月1次,年龄越小应该复查得越勤;支具佩戴6个月的时候会拍摄X线片,对比度数的变化。有的家长非常焦虑,隔几天就在家里给孩子拍一张照片看变化,自己买了旋转尺焦急地每天早中晚给孩子测量3次剃刀背。这都是不可取的,因为家里拍照的光线不够,凹侧的阴影面积看上去会很大,家长拍摄的角度也没法确保每次都是正确和一致的,所以在家里拍摄的体态照片有时看上去很难看,实际上是自己吓自己,也给孩子增加了许多精神压力。平时家长只需监督孩子按要求和时间佩戴支具,以及按训练计划进行体操训练就行了,做到上面两点一般复查的时候都会越来越好。

有的家长在矫正过程中非常关注孩子的各项指标变化,隔一段时间就问剃刀背为什么老是降不下去。我们知道,在进行脊柱侧弯矫正的时候,经常提到的一个术语就是ATR,即躯干旋转度,也叫剃刀背,是由于脊柱带动躯干在水平面发生了旋转产生的。很多孩子在刚开始练习施罗斯体操或者佩戴支具的时候,躯干旋转度的改善是非常明显的,有时1个月就能减少$7°—8°$,但是越到后面躯干旋转度的变化就会越慢,这是一个正常的现象和过程。就好像一个成绩较差的孩子,稍微认真补课成绩就能从不及格一下子提高到70—80分,但是再要到达90—100分是非常困难的。这个时候我们可以从几个方面找原因:第一,施罗斯旋转呼吸掌握得是否标准?练操时是否能够将气吸入指定的地方?第二,支具是否需要调整?因为支具压力的设计是基于最开始的体态,几个月后孩子的体态发生了变化，这个时候就应该及时复查确定是否增加压力。所以定期复查非常重要，每次复查我们都会检查孩子的体态并对体操动作和支具做出相应的调整。当然，躯干旋转度的变化也有一个极限，正常值是 5°以内，到了 7°—8°的时候再往下降会比较慢，有时几个月才能减 1°，因为肌肉骨骼能够承受的压力是有限的。有的家长自己买了旋转尺每天早中晚给孩子量剃刀背的变化，减了 1°一天都非常高兴，增了 1°晚上着急得睡不着觉，实际上是非常没有必要的，这样只会让自己更焦虑，并且增加孩子的心理压力。

　　侧弯矫正是一场和时间比赛的长跑，需要更多的是耐心、毅力、坚持以及患者和家庭积极的心态，患者、家人和治疗师大家一起付出努力，静待花开。

第五章　亭亭玉立篇（17—25 岁）

　　一般女孩月经初潮 2 年以后脊柱骨骼的生长发育基本结束,16 岁以后脊柱长度和身高基本不会再增加,所以我们认为这个时候女孩的骨骼发育基本成熟了。相比而言,男孩的发育高峰会比女孩迟 2 年左右,所以我们通常会看到很多男孩在高中阶段身高还会有很大的变化。成年人脊柱侧弯(Adult Scoliosis,AS)指骨骼发育成熟后脊柱侧弯度数大于 10°的情况,成人的脊柱侧弯大多数是青少年特发性脊柱侧弯的延续和发展[1]。

　　17 岁以后判断侧弯是否会进一步恶化,30°是一个非常重要的临界点:一般来说,在不做任何干预的情况下,30°以下平衡的弯弧进一步发展的概率比较小。40°—50°的侧弯,每年进展 0.5°—1°;50°—70°的侧弯,每年进展 0.75°—1°。所以对于度数超过 30°的成年人来说,还是需要进行针对性的体操锻炼的(在特定的情况下也可以配合佩戴支具),主要控制侧弯的发展、改善体态和预防疼痛。由于脊柱骨骼发育定型,这个时候要想减少侧弯度数是非常困难的,但也不是不可能。成年后侧弯是否继续发展,除了考虑侧弯度数之外,弯弧的形态是否平衡也是一个非常重要的因素,图 5-1 列出了不同的侧弯形态及其不同的发展风险。

---

　　① PALAZZO C, MONTIGNY J P, BARBOT F, et al. Effects of bracing in adult with scoliosis: a retrospective study[J]. Archives of Physical Medicine and Rehabilitation, 2017, 98(1): 187-190.

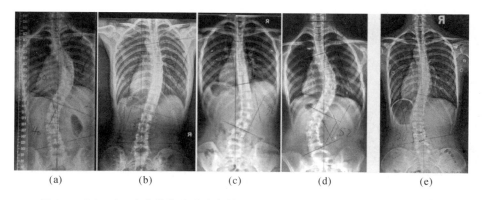

(a)　　　　　(b)　　　　　(c)　　　　　(d)　　　　　(e)

图 5-1　（a）—（d）为力线偏移或度数较大的不稳定弯弧，成年后可能继续加重；
（e）为度数较小较平衡的弯弧

　　成年人的侧弯矫正目的并非要减少弯弧度数，而主要针对性地改善侧弯引起的体态不对称和各种症状（疼痛及不适），以及阻止侧弯进一步恶化。

一、脱掉支具后脊柱侧弯如何变化

　　2017 年 Angelo G. Aulisa 等人发表了一篇名为《30°以下及 30°以上特发性侧弯经支具长期治疗后侧弯发展情况的随访对比研究》的文章。[①]

　　文献研究背景：支具治疗后侧弯如何继续变化尚不清楚，并且大家对脊柱侧弯曲线随着骨骼的成熟是否停止发展尚未达成共识。这项研究的目的是评估青春期支具治疗患者的脊柱侧弯曲线在平均脱支 10 年后的变化情况，研究根据脱支时的度数将患者分为 30°以下组和 30°以上组。研究回访了 209 例青少年特发性脊柱侧弯患者中的 93 例（87 例女性），他们此时距离停止支具治疗的平均时间为 15 年（10—35 年）。所有患者均回答了简单的问卷（包括工作状态、怀孕和疼痛等），并接受了临床和放射学检查。

　　结论：在 15 年的随访中，两组的脊柱侧弯曲线均未恶化并超出原始侧弯的度数。这些结果与这种病理学的历史形成鲜明对比，该病理学通常显示骨骼成熟时曲线的渐进性和低增量。支具是一种有效的治疗方法，对度数较小或中度的侧弯患者来说，可以带来长期的积极结果。

　　如上节所述，如果在青春发育期经过治疗后脱支时侧弯度数在 30°以内，体态比

---

　　①　AULISA A G，GUZZANTI V，FALCIGLIA F，et al. Curve progression after long-term brace treatment in adolescent idiopathic scoliosis：comparative results between over and under 30 Cobb degrees-SOSORT 2017 award winner[J]. Scoliosis and spinal disorders，2017，12（1）：1-6.

较对称和平衡,那么侧弯进一步发展的概率是非常小的。我们跟踪随访了很多经过施罗斯矫正脱支结束治疗的孩子,他们1年后、2年后的情况都非常稳定和理想。

案例 5-1

女,2002年出生。2014年第一次到西安工作室检查治疗,主腰弯度数42°。治疗3年,换了3个支具,胸弯维持,腰弯减少到20°。现脱支2年前来复查,弯型稳定,胸弯、腰弯均维持在20°,没有反弹。

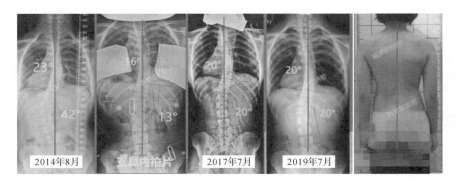

图 5-2　2002 年出生的女孩,2017 年脱支,2 年后复查度数稳定,体态对称

案例 5-2

女,2003年出生,2016年发现脊柱侧弯,胸弯42°,腰弯22°,2018年8月,治疗结束,完全脱掉支具。2021年7月,脱支3年,拍片复查,胸弯30°,腰弯22°,与脱支时度数基本一致,非常稳定,孩子体态对称,避免了手术,非常理想。

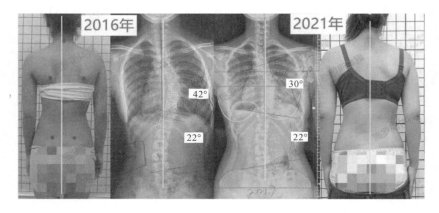

图 5-3　2003 年出生的女孩,2018 年脱支,3 年后复查度数稳定,体态对称

二、日常生活姿态管理比体操更重要

　　成年人骨骼发育成熟，一般来说医生不会建议支具矫正了（有时也会使用支具，但是主要以控制发展、改善体态和预防疼痛为目的，度数较难大幅改变），他们工作学习较忙，很难有大量的时间练习体操。这个时候日常生活姿态管理就变得非常重要。韦斯博士曾做过一个对照研究[①]，研究分两组患者（共 26 人，每组 13 人，骨龄都接近 5 级，平均侧弯度数 39°）：A 组患者学习过针对自己弯型的日常姿态后，按照这个要求执行了 2 周；B 组患者则只练习施罗斯体操共 4 周（每周 2—3 次），未刻意遵循日常姿态管理。研究结果表明，两组患者的体态和旋转度都有类似程度的明显改善，日常姿态管理的效率比强化体操更胜一筹。因为体操训练矫正强度虽大，但不能随时练习，如果患者在练习体操时没有刻意按要求保持有利于侧弯矫正的姿态，体操练习的效果就会慢慢丢失。如果能将日常姿态管理融入生活中的坐卧行走和各项日常活动中，那么它能够帮助你时刻对抗脊柱侧弯向坏的方向发展，有时比练习体操的效果更稳定和持久。（如图 5-4）

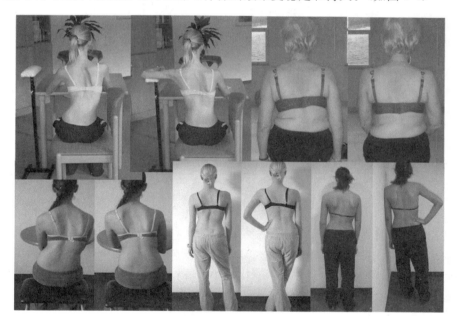

图 5-4　成人侧弯患者的日常姿态管理

　　① 　WEISS H R. Scoliosis-related pain in adults：Treatment influences［J］. European journal of physical medicine & rehabilitation，1993，3(3)：91-94.

让患者意识到哪些姿势(站坐行走卧)下侧弯会加重这一点非常重要,这样才能让他们成为自己侧弯和姿态的管理者,积极地参与进来。

图 5-5 为 3CH 胸右弯分型的侧弯患者,在坐姿休息或工作学习的时候,需要将胸廓向左平移,并且右腿翘到左腿上(二郎腿),将骨盆从左边矫正到右边,可以达到矫正体态和侧弯的效果。

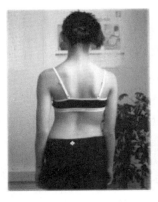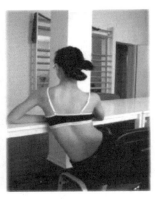

图 5-5　分型为 3CH 弯型的矫正位坐姿

三、成年人有时也可以用支具

成年人骨骼发育成熟,一般来说医生不会建议支具矫正了,但这并不意味着支具没有效果,在度数较大、体态难看或疼痛明显的时候还是可以尝试佩戴支具,其目的主要是改善体态、减轻疼痛及控制度数发展。成年人由于已经停止发育,佩戴支具后肌肉萎缩问题会较青少年更明显,所以成年人在佩戴支具的时候还是应该配合体操锻炼,强化肌肉,减少对支具的依赖。

案例 5-3

Zoe,女,1996 年出生。2018 年 8 月到北京工作室检查,X 线片上显示 Cobb 角胸弯 32°,腰弯 23°,骨龄已经闭合。工作室老师建议终身练习施罗斯体操,维持度数,改善体表。但是家长要求尝试 GBW 支具矫正,后通过 3D 扫描,德国设计制作出 GBW 支具,支具内胸弯 11°,腰弯 17°,力线过矫。

2018 年 10 月 Zoe 参加马克西姆在武汉主持的 SBP 认证课程学习施罗斯体操,半年后复查,脱支 48 小时拍片胸弯 28°,腰弯 21°,力线回正,体表对称(图 5-6)。

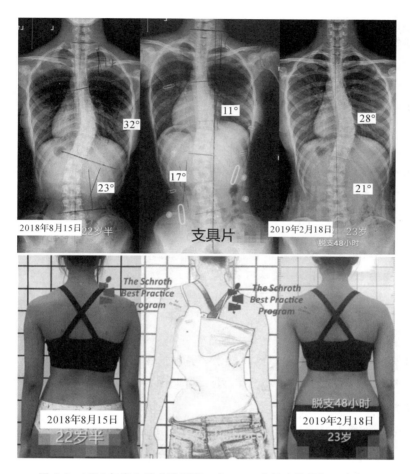

图 5-6　1996 年出生的女孩侧弯 32°,GBW 支具＋体操矫正半年,度数减少,体态改善

我们联系了 Zoe,让她给大家分享一下施罗斯体操锻炼和支具矫形的经验。下面是 Zoe 想对大家说的话。

第一,心态方面。

不用把侧弯当成一种负担和心理压力,运动使人健康,每天运动是一种很好的习惯。我只不过是练习了一种更加适合自己的运动,所以把每天做操当成一种放松心情的方式。(PS:女生都爱美的嘛,对自己的身材永远不满意,所以以减肥为动力效果超级好呢! 更加有动力,而且这个运动也会使自己的外表更加好看! 嘻嘻!)

第二,坚持很重要。

再好的操不坚持练下去也是没用的,说实话,刚开始自己也练不下去,每天练一会儿就很累了,想休息想睡觉,但是自己也知道这样不行。所以一定要给自己找到一个动力!并且不要想着我要练操简直是没有尽头的一件事情,这样也不知道什么时候是个头。

于是我就想到了一个办法:把超长的战线分段,每个小段结束时给自己一个大大的奖励,这个奖励由自己来定,但一定是你特别想要的那种。

我的话,一周为一个小段。(PS:我喜欢吃好吃的嘛,每周如果我成功地每天练习超过1小时,就会美餐一顿。哈哈!)

这也是为什么天天做操我竟然还胖了一点。

第三,保持好心情。

我觉得做操也帮到了我很多,其实我原来是比较懒的那种人,但是坚持练操之后,感觉自己的时间都多出来了好多,而且多运动流流汗心情真的会变好呢。

我自己有一种感觉,乐观开朗加上运动会让人恢复得更好,所以平常多保持好心情,多与人交流也会帮到我很多。

我觉得每一个侧弯的孩子可能都是来到人间的天使吧,因为翅膀太沉压的。所以既然经历了这些,只要坚持下来你就会有很多意想不到的收获,希望每一位天使都能战胜这一关!(PS:当然我也会更加努力,一直坚持下去,一起加油!)

案例 5-4

Tom,男,2001 年出生。2019 年 3 月来武汉工作室初诊时腰弯 Cobb 角达到 40°,随着年龄的增大,如不干预侧弯度数还会继续发展。考虑到 Tom 的度数较大,体态不对称较严重。我们给他制订了 GBW 支具＋体操的解决方案。(如图5-7、图 5-8)

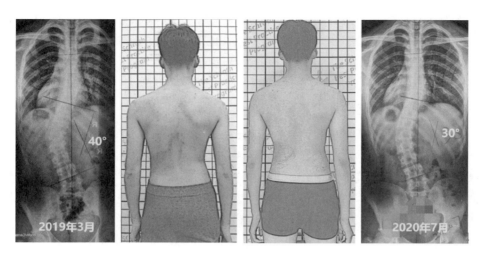

图 5-7　2001 年出生的男生侧弯 40°，GBW 支具＋体操矫正 1 年 4 个月，
度数减少，体态对称

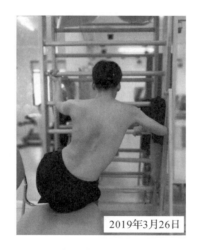

图 5-8　男性侧弯患者在进行门框运动

四、脊柱侧弯的孩子一样可以成功

　　孩子患有脊柱侧弯，并不意味着他们不能参加体育运动，也不代表他们不能追逐自己的梦想。我们整理出许多患有脊柱侧弯的电影明星、运动员、艺术家、歌手和军人的故事，希望能够帮助孩子们树立康复的信心，有与侧弯战斗的经历的小勇士们，将来的人生道路一定会更加精彩！

谁是脊柱侧弯中最有名的人？百米飞人博尔特（Bolt）位居榜首，中国游泳冠军刘湘自称患有脊柱侧弯，《吸血鬼猎人巴菲》的主演莎拉·米歇尔·盖拉（Sarah Michelle Gellar）在小时候被诊断出患有脊柱侧弯，还有美国麦克阿瑟将军，这里有很多很多关于脊柱侧弯明星的故事。

　　1. 游泳冠军刘湘

　　2017 年 9 月 6 日，在第 13 届全运会女子 50 米自由泳预赛中，被誉为新晋"泳坛女神"的刘湘（如图 5-9）以 24.32 秒夺得冠军，打破尘封了 23 年的亚洲纪录！刘湘，1996 年 9 月 1 日出生于广东省广州市，父母曾均为篮球运动员。刘湘因小时候在天河区游泳比赛中获得过较好的成绩而爱上游泳，于 2010 年进入广东游泳队，从 2012 年开始，连续几年在全国游泳锦标赛上获得冠军，并于 2015 年 1 月被国家体育总局授予"国际级运动健将"称号，同年 8 月摘得第 16 届喀山世界游泳锦标赛女子 50 米仰泳铜牌。

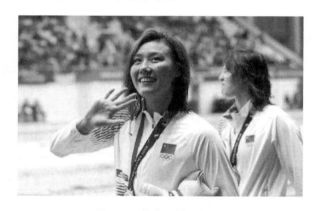

图 5-9　游泳运动员刘湘

　　但是，刘湘后背常贴着一块胶带，原来是因为患有脊柱侧弯。刚到专业队时她常在泳道里游偏，后来经过一系列治疗，才可以游成直线。侧弯会让她在训练中比其他队员付出更多，更加劳累，经常要靠按摩和理疗来缓解伤痛，但困难也激励她取得了更大的成绩！

　　2. 世界百米飞人博尔特

　　博尔特是世界上百米短跑传奇人物，他患有先天性脊柱侧弯（如图 5-10）。他不仅成绩亮眼，经历更是让人佩服。他在牙买加长大，并且在本土接受训练，一步步走向短跑世界之巅。他是一位刻苦勤奋的运动员，在训练中不会偷工减料,这是教练帕蒂·米尔斯(Patty Mills)给他的评价。其实在博尔特夺冠的背后,也有鲜为人知的困难,他需要克服这些困难才能够跑得更快。博尔特身体一直存有隐患,在他读中学时就被发现患有脊柱侧弯,当时他的身高就跟其他人拉开距离。他当时的体育教练还相当看好他,可是在经历了世界大赛后,换了一位顶级教练米尔斯,团队才开始给他进行这方面的治疗。博尔特的这个隐患,将伴随他很久,可能到退役后才不会有太大的影响。这个问题其实对他的成绩是有影响的,过去他并不是百米短跑的选手,后来因为想法的改变才开始进行针对性的训练,没想到这让他更接近传奇短跑运动员。

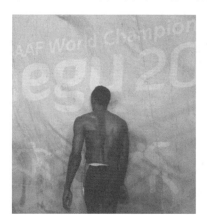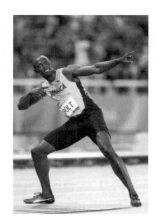

图 5-10　百米飞人博尔特患有先天性的脊柱侧弯

据博尔特回忆:"当我小的时候,侧弯问题并不大,但是我长高后侧弯情况开始变坏,我背后有一个大的 S 弯。但是如果我不停地训练我的核心和我的腰背力量,脊柱侧弯并不会对我的运动和生活产生影响。所以当我努力训练的时候我不需要特别去担心它(侧弯)。当然,在我早年的运动生涯中,我对侧弯并不是很了解,当时我几乎每年都会受伤。"

拥有了强壮的腰背和核心力量后,加上永不放弃的拼搏精神,博尔特扭曲的脊柱并没有阻止他追逐自己的梦想!

3.篮球运动员麦克格雷迪

特雷西·麦克格雷迪(Tracy McGrady),1979 年 5 月 24 日出生于美国佛罗里达州巴托,前美国职业篮球运动员,司职得分后卫/小前锋,绰号"麦迪""麦蒂"或"T-Mac",2017 年成功入选 NBA 名人堂。麦迪天生就患有脊柱侧弯,能得到这样的成就,实在不容易。

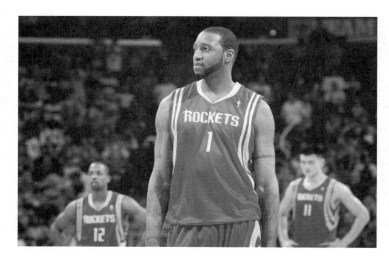

图 5-11　美国男子职业篮球联赛篮球明星麦迪

在一档节目中,麦迪谈到了这个话题。他说道:"我有先天性脊椎侧弯,医生曾告诉我只能在美国男子职业篮球联赛打 4 年,为了打下去我整个职业生涯都在努力训练。"原来,麦迪自职业生涯开始,就被职业篮球医生断定,他根本就不是一块打篮球的材料,原因很简单,他的身体有着先天性的脊柱侧弯,这种生理缺陷,出现在一个职业篮球运动员身上,那几乎是给他判了死刑。

在医生判定他只能打 4 年篮球时,这个天才,却用他超乎常人想象的意志,硬生生地在美国男子职业篮球联赛这个最高的篮球殿堂,打了整整 15 年。

4.美国知名女演员盖拉

莎拉·米歇尔·盖拉(如图 5-12)以主演《吸血鬼猎人巴菲》为人熟知,盖拉虽然患有脊柱侧弯,但是并不影响她穿着性感的露背晚礼服出席各大晚会!

5.美国知名女演员伍德蕾

5 岁就被星探找上门的谢琳·伍德蕾(Shailene Woodley)(如图 5-13)有着极高的表演天赋,1991 年出生的她已参加过几十部影视作品的演出。她的第一份正式工作是出演 1999 年的《家庭危机》,后来以主演《分歧者:异类觉醒》为人熟知,在初中阶段她就被诊断出脊柱侧弯,接受过 2 年的支具矫正治疗,优雅自信的她仍然大方地穿着露背装出镜。

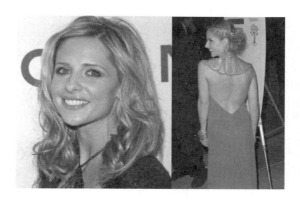

图 5-12　美国女演员盖拉

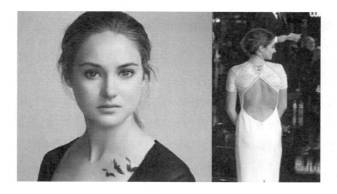

图 5-13　美国女演员伍德蕾

五、脊柱侧弯后肌肉的变化

脊柱侧弯后由于脊柱骨骼的变化，凸侧的肌肉会被拉长并且绷得很紧。图 5-14 中，左侧腰部的竖脊肌过分强壮，而且右胸和左颈的肌肉亦变得较强，形成典型的三弧脊柱侧弯姿势[①]。

———————————

① WEISS H R. Imbalance of electromyographic activity and physical rehabilitation of patients with idiopathic scoliosis[J]. European Spine Journal，1993，1(4)：240-243.

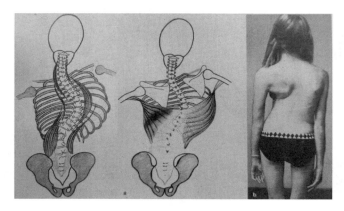

图 5-14　脊柱侧弯后背部肌肉的变化

（摘自《脊柱侧弯的三维治疗》）

在腰部,右边凹侧的肌肉缩短了,左边凸侧的肌肉被过分拉长;在胸廓处,右边凸侧的肌肉被过分拉长,左边凹侧的肌肉缩短了。所以造成左侧的肋间呼吸更加费力和不活跃。要逆转这些错误的静态关系,一定要强化和激活躯干上凹侧区域被缩短位置的肌肉。在施罗斯运动中,凹侧区域肌肉应该比凸侧区域肌肉激活得更多,这意味着矫正需过中线或过分矫正,患者必须做强有力的矫正呼吸运动。

虽然特发性脊柱侧弯的病因尚不明确,但保守治疗的共识还是肌肉发生上述长短、松紧、软硬变化是继脊柱骨骼发生变化后而产生的被动结果。凸侧的肌肉绷紧实际上是想抵挡脊柱往一个方向继续变弯,在这里起到一定的抵抗和维持作用,并不是它们变紧把脊柱拉歪了。所以仅仅对肌肉采取一些被动的调整和干预措施对于矫正侧弯帮助不大,很多推拿按摩师认为,凸侧的肌肉看上去很紧,是它们把脊柱拉歪了,所以他们拼命地松解凸侧的肌肉,让它们变松。其实,这样只会让脊柱变得更不稳定和更容易向凸侧发展,侧弯很有可能加速恶化。

六、力量训练对脊柱侧弯的影响

侧弯发生后,脊柱凹凸侧肌肉的长短、力量都发生了变化,有很多患者都想通过健身和增肌来使背部变得好看,但不正确的训练方式会适得其反,加重侧弯的不平衡。从体态来看,图 5-15 中做力量训练的女孩应该是腰向右的主弯,她在锻炼背部肌肉的时候凸侧的肌肉明显发力更多。因为从侧弯的结构变化上来说,凸侧的肌肉由于一直在抵抗侧弯的发展,会更加活跃一些,凸侧的神经控制、肌力、力量都是占上风的。但凹侧的肌肉只是被动地缩短，相对凸侧的肌肉来说，它是在悄悄地偷懒。大强度训练的结果只会是凸侧肌力越练越强，凹侧肌力虽然也会有增强，但两侧肌肉强弱的差距实际会越来越大，剃刀背会越来越严重，侧弯也有可能进一步发展。

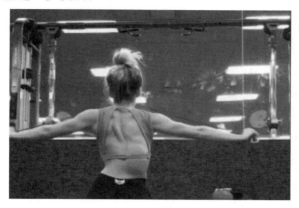

图 5-15　腰右凸的侧弯患者在进行背部力量训练时的肌肉状态

施罗斯体操是将脊柱摆放到矫正位（即脊柱最直的位置）进行训练（如图 5-16），这个时候凸侧的肌肉会被抑制住，凹侧的肌肉承担发力的主要角色，肌力训练的同时达到矫正脊柱的作用。

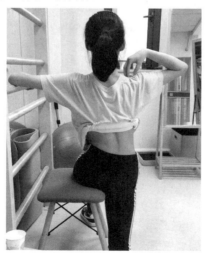

图 5-16　腰左凸的侧弯患者用施罗斯体操练习凹侧

七、体操锻炼是良药不是负担

成年侧弯患者由于工作、学习、生活的压力,体操训练不容易持之以恒,所以,应调整心态,不把体操当成一种负担和任务,而是一种健身锻炼。持之以恒,不仅能恢复对称的体态、健康的体魄,还会有意外减少度数的惊喜。让我们来看看下面这个案例吧。

案例 5-5

豆豆,女,1997 年出生。2018 年 8 月暑假的时候来武汉工作室学习施罗斯体操。当时腰部 Cobb 角是 32°,侧弯形态较不稳定,如不控制可能会慢慢恶化。来的时候豆豆对施罗斯体操的效果是将信将疑的,是被她爸爸妈妈"骗"过来的,她已打算放弃保守治疗,以后度数大了直接接受手术矫正。豆豆的心态不错,既然已经被父母"骗"过来了,既来之,则安之,在武汉工作室努力练习了 4 天强化体操。当时的变化就非常明显了(如图 5-17)。

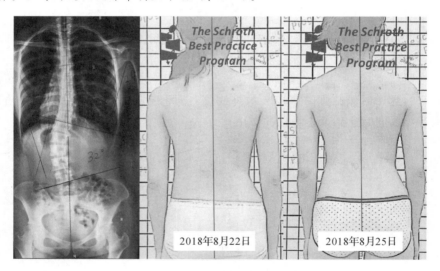

图 5-17　1997 年出生的豆豆,腰弯 32°,经过 4 天强化训练,体态改善明显

当时我们给豆豆制订了每日半小时左右的训练计划,目标是维持度数,改善体态,控制发展。但是她的努力给我们带来了意外惊喜。2019 年 7 月豆豆过来复查,X 线片显示腰部 Cobb 角已降至 23°,减少了 9°,胸部 Cobb 角也减少了 8°。中线更好,弯型更加稳定,骨盆侧倾完全恢复正常,体态也更加对称了,而且由于长期坚持体操锻炼,身体的肌肉线条更加优美了(如图 5-18)。

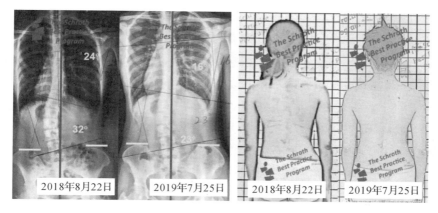

| 2018年8月22日 | 2019年7月25日 | 2018年8月22日 | 2019年7月25日 |

图 5-18　1997 年出生的豆豆，施罗斯体操训练近 1 年后，度数减少，体态对称

图 5-19 是豆豆在武汉工作室练习施罗斯体操。

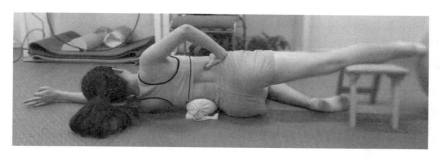

图 5-19　1997 年出生的豆豆在武汉工作室练习施罗斯体操——侧躺肌肉圆柱

我们也邀请了豆豆给我们分享她近 1 年练习体操的宝贵心得，供大家学习。

从等待手术到收获喜悦

去年（2018 年）暑假初诊脊柱侧弯的时候我想做手术。一是觉得长痛不如短痛，靠外科手术把脊柱弄直了我就再也不用操心这个事情了；二是觉得我都成年了，所谓保守治疗在我身上应该不会有效果。但我爸妈不同意我做手术，医院医生也不给我做手术（因为度数还没达到，让我先每年观察变化），因而有了之后学操的故事。做体操近 1 年后，今年暑假复查度数降了，龚老师指着今年的 X 线片说："这就完全不用做手术了吧。"是的，在外科医生坐等我每年度数再增加一点点、直到临界度数就可以给我做手术，坐等我向着危险方向发展的时候，施罗斯体操却在把我往回拉，让我朝着更安全的方向发展，是在真诚地拯救我，让我变得更好。无须借钢钉之生硬的外力来打直脊柱，用我们身体肌肉的力量就能更温和地达到矫正的目的,何乐而不为呢?

体操心得

2018 年 8 月末我开始接触体操,至今练习接近 1 年的时间。作为一个 22 岁的成年人,应该说生长发育阶段已经结束,今年复查效果却还不错,这里我与大家分享一下我在侧弯矫正过程中的几点心得。

第一,认真学习。在训练营跟老师学习如何做操时,比如走猫步、松解运动、核心练习的各个体式等等,不能只浮于表面上的"像那么回事",因为回家后就全靠自己了,所以要在老师的讲解、纠正过程中,将体操的核心要领与思想领悟到心中。这里我认为比较重要的是对于吸气的把握和控制身体发力、使薄弱部位的肌肉得到最大限度的锻炼,自己最了解自己的身体,所以学习的时候要能感知到我在做这一动作的时候我的身体是怎样的感觉、在发生什么样的变化,形成一种肌肉感觉。

第二,坚持做操。没有躺着不动就能矫正的脊柱,所以要坚持练习。虽然坚持确实不是一件容易的事情,但只要矫正脊柱的目标足够坚定,就没有克服不了的惰性。况且这个体操也没有特别痛苦,每天坚持练才会越来越适应,越来越习惯,否则每一天都觉得很难。送给大家一句话吧——时间看得见,要相信练体操是一件只要花费时间和功夫就会有效果的事情。

第三,刻意练习。在日常生活站卧坐行等动作中,刻意用缺乏力量的那一侧胸腔或腹腔做更多的呼吸,刻意锻炼薄弱部位的肌肉,等等,即积极主动地改变自己的呼吸模式和受力状态,这也是我觉得有所受益的一点。

八、脊柱侧弯的禁止锻炼动作

施罗斯第二代传人克丽丝塔解释脊柱侧弯的患者应避免哪些运动。

我的母亲卡塔琳娜·施罗斯和我在我们的一些患者中看到了许多问题。他们在我们这里就诊以前,已经按照德国一些实施效果良好的锻炼方法进行锻炼,但是这些动作的效果都是适得其反的。在某些情况下,我们的患者在来到我们诊所之前进行了多年的不良锻炼,并且使他们的状况变得更糟糕。在这种情况下再做矫正就比在他们没有做任何锻炼的情况下更加困难和更加耗时。

因此,我非常关切地注意到,许多现在非常受欢迎的锻炼方式,有些甚至建议由不了解脊柱侧弯的瑜伽教练教授给侧弯患者,作为矫正脊柱侧弯的练习。虽然他们通常对正常的身体有非常积极的作用,但我们发现以下列出的练习(或类似的）对我们的脊柱侧弯患者是有害的。要知道这些瑜伽或者类似舞蹈训练的动作并不是专门为侧弯患者设计的，而施罗斯体操是的。

　　每个施罗斯脊柱侧弯练习是在我们的诊所里根据经验创建的，以解决我们患者的具体问题。每个脊柱侧弯病例的复杂肌肉骨骼构造使我们必须仔细考虑和仔细观察每次锻炼的所有潜在后果，以便每个都能达到预期的效果并且不产生不希望看到的问题。

　　非常重要的不是简单地做一系列练习，而是为每个练习完成一个具体的康复目标。

　　《脊柱侧弯的三维治疗》专门指出了脊柱侧弯患者必须避免的锻炼。这里列出了一些练习。一般来说，侧弯的患者应避免。

　　第一，上身躯干的弯折（如图 5-20）。

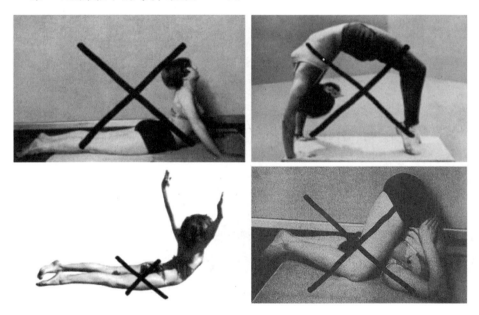

图 5-20　对侧弯不利的各类弯折躯干动作

第二,胸廓肩带和骨盆的各种相对扭转(如图5-21)。

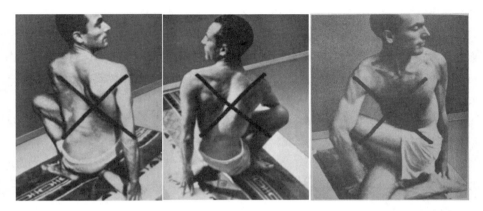

图 5-21　对侧弯不利的各类扭转躯干和骨盆的动作

第三,其他一些不合适的动作(如图5-22)。

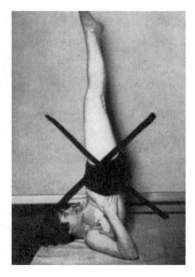

图 5-22　对侧弯不利的以肩倒立的动作

第六章　风华正茂篇（26—45岁）

选择要孩子是一个令人兴奋的决定,首先,脊柱侧弯不会阻止您享受为人父母的喜悦。但是对于脊柱侧弯的女性而言,怀孕和分娩常常充满焦虑。许多人担心脊柱侧弯患者不能安全地生孩子。现实情况是,无论脊柱是否异常,怀孕本身就存在自然的风险。

但是,脊柱侧弯如何影响从怀孕到分娩的整个过程?武汉工作室整理了女性侧弯患者对怀孕提出的一些最常见问题的答案。

一、侧弯妈妈的孕产

1.脊柱侧弯和怀孕

脊柱侧弯常常使妇女不愿怀孕。许多人担心并发症、先天缺陷甚至生育问题,但数十年的研究表明,她们的担心是没有根据的。相关研究[①]显示,与没有脊柱侧弯的女性相比,脊柱侧弯不会引起任何特殊的并发症,可以正常怀孕、分娩。侧弯似乎也不会降低生育力,不会增加流产、死产或先天缺陷的风险。马里兰大学医学中心的研究表明:一般来说,脊柱侧弯的妇女在妊娠和分娩过程中发生并发症的风险很小,甚至根本没有其他风险,脊柱侧弯的病史不会危及胎儿。

2.脊柱侧弯和遗传

虽然特发性脊柱侧弯病因不明,但是比较清楚的是脊柱侧弯和基因确实相关,这意味着有一些可能会遗传的基因使父母有脊柱侧弯的孩子比父母没有脊柱侧弯的孩子更容易患脊柱侧弯。没错,脊柱侧弯与基因有关联性,但并不意味着每一位侧弯母亲的孩子都会有侧弯的病症。脊柱侧弯是环境和基因等不同因素共同作用的结果。

---

① SCHROEDER J E, DETTORI J R, ECKER E, et al. Does pregnancy increase curve progression in women with scoliosis treated without surgery? [J]. Evidence-based Spine-care Journal, 2011, 2(3): 43-50.

自 20 世纪 20 年代研究人员首次在双胞胎家庭中发现侧弯病例以来,就一直认为特发性脊柱侧弯与遗传病因相关,后来的研究证实了这种情况的家族性质。虽然发现在侧弯患者的亲属中畸形的发生率增加,但关于该病是显性遗传还是多基因遗传仍存争议。L. M. Kruse 等人的一项有趣的研究表明,青少年特发性脊柱侧弯存在卡特效应[①],卡特效应涉及具有遗传性别二态性的多基因阈值模型,即男性基因受到青少年特发性脊柱侧弯影响的遗传负荷(即易感基因)更大。而这反过来使这些男性更有可能将侧弯的基因遗传给他们的孩子。

有几种类型,如先天性脊柱侧弯的形成,产前基因检测可以发现如神经纤维瘤、肌肉萎缩症和某些类型的肌肉病的征兆。此外,常规的超声波扫描在妊娠的不同阶段,可以检测胎儿脊髓生长的任何异常。孕妇在 8—12 周产检的时候,胎儿如果发生脊柱侧弯,有经验的 B 超医生是可以发现的。如果胎儿长到 24—26 周,脊柱发育成形,脊柱侧弯往往就很明显了。

仅仅因为侧弯父母具有某些基因,孩子不一定会患有脊柱侧弯,但是它可以使侧弯的发生变得更有可能。虽然我们的孩子带有我们的遗传基因,但并不意味着我们对这些基因失去控制。虽然我们不能改变自己和孩子的基因,但是我们可以管理这些基因表达自己的方式。我们的确可以应用各种环境因素、营养、饮食和生活方式打开和关闭基因,从而减少基因对我们身体和心灵产生的负面影响。

3.脊柱侧弯在孕期的变化

脊柱侧弯的女性经常想知道怀孕是否会使她们的弯曲度恶化。好消息是,只要侧弯曲线是比较稳定的(中线、体态、弯型、度数等),怀孕让侧弯恶化的概率就会很小。

骨科医生和研究员乔什·施罗德(Josh E. Schroeder)说:"进行一次或多次怀孕似乎不会影响脊柱侧弯的曲线进展。"尽管这似乎违反直觉,但他认为,人体在怀孕期间会释放一种名为"松弛素"的激素,可使韧带在整个骨盆甚至脊柱处松弛,从而使脊柱侧弯曲线上的压力增加。

对于有脊柱侧弯的女性,怀孕引发的症状与没有脊柱侧弯的女性相同。例如,几乎所有妇女在怀孕期间的某个时候都会出现轻度至中度的背痛,因此很难

---

① KRUSE L M, BUCHAN J G, GURNETT C A, et al. Polygenic threshold model with sex dimorphism in adolescent idiopathic scoliosis: the Carter effect[J]. The Journal of Bone and Joine Surgery, 2012, 94(16): 1485-1491.

判断疼痛是源于妊娠还是脊柱侧弯。但是，先前存在的背部疾病（例如脊柱侧弯）确实会增加怀孕期间下背部疼痛的风险。背痛可在怀孕 3 个月初开始，并在分娩后持续长达 6 个月。到第 9 个月，下背部疼痛的可能性达到 50%。呼吸困难是孕妇的另一种常见症状，尤其是在早期。这是由于黄体酮的增加，加快了呼吸频率。特别是胸部侧弯度数非常大的准妈妈可能会出现肺活量受限的情况，但很少出现呼吸困难的情况。

4. 脊柱侧弯和顺产

曾几何时，医生会自动为脊柱侧弯的女性安排剖宫产。但是，随着越来越多的女性选择自然分娩，医生发现顺产可以成功完成，没有任何异常并发症。在大多数情况下，患有脊柱侧弯的妇女和没有脊柱侧弯的妇女分娩都是相同的，但也有一些区别：

（1）骨盆偏歪比较厉害的侧弯准妈妈在分娩时会因婴儿位置不当而顺产困难。

（2）身体本就虚弱的侧弯准妈妈顺产会更困难，当然这和孕妇的体质关系更密切。

（3）脊柱侧弯会使硬膜外麻醉变得更加困难，特别是对于那些进行过脊柱融合手术的人。

（4）患有脊柱侧弯的孕妇在分娩前应与医生讨论分娩和疼痛处理的选择。

5. 侧弯患者生产和硬膜外麻醉

一般来说，侧弯患者生产是可以进行硬膜外麻醉的。硬膜外注射在刚好位于脊髓末端下方的空间中进行，并且脊柱侧弯的弯曲仍然为硬膜外注射给予了足够的空间。但是对做过脊柱侧弯融合手术的患者来说可能存在风险。

6. 脊柱侧弯手术和怀孕

进行脊柱融合手术并非意味着您一定无法正常怀孕或分娩，但可能会影响您接受硬膜外麻醉。对脊柱侧弯手术和硬膜外手术的担忧通常是对将硬膜外针插入手术固定金属区域内风险的担忧。

7. 怀孕和分娩期间侧弯的管理

您的身体状况会大大影响您的分娩结果。适当运动和训练可以缓解背部疼痛，而加强运动则可以帮助分娩并改善婴儿的姿势。控制体重则能够减少身体对脊柱带来的不对称负荷。

在脊柱侧弯严重的情况下,怀孕可能会比平常人有更多的风险和症状:

(1)侧弯严重的女性的背痛可能会更加严重,其背痛风险高于其他正常的孕妇。

(2)怀孕后期可能会出现呼吸问题(胸椎侧弯度数特别大)。

(3)骨盆的倾斜、步态的不平衡可能会因为体重增加而变得更加明显。

为防止并发症产生,患有严重脊柱侧弯的妇女在怀孕前应咨询医生。

二、科学育儿、预防侧弯

大多数早发性侧弯会有明确的病因,一般在孩子小的时候较容易发现(参见第三章)。虽然特发性脊柱侧弯病因不明,但是比较清楚的是脊柱侧弯和基因确实相关。如果您患有侧弯,可以着重在以下几个方面关心孩子的脊柱健康,减少孩子侧弯发生的概率。

1.要警惕孩子关节韧带松弛

韧带松弛的孩子骨骼关节活动大、肌肉力量差,更容易患脊柱侧弯。图6-1是判别孩子是否有韧带松弛症状的 Beighton 测试方法,家长可以给孩子打分。

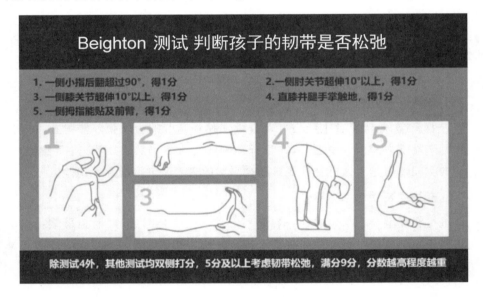

图 6-1　检查脊柱侧弯孩子是否有韧带松弛的 Beighton 测试

Beighton 测试一共有 5 个动作,共 9 分:

(1)小指向后翻超过 $90°$,有一只手超过记 1 分,两只手都超过记 2 分。

（2）肘关节超伸 10°以上，一侧超过记 1 分，两侧都超过记 2 分。

（3）膝关节超伸 10°以上，一侧超过记 1 分，两侧都超过记 2 分。

（4）直膝并腿弯腰手掌触地，记 1 分。

（5）大拇指能够贴到前臂，一侧贴到记 1 分，两侧都贴到记 2 分。

得分 5 分以下算正常，5 分以上考虑有韧带松弛，分数越高则程度越重，需要注意加强锻炼和补充相应的营养。营养方面可检查是否缺少维生素 D，并按医院的要求进行长期的补充和复查。

2.维生素 D 和脊柱侧弯的关系

孩子缺乏维生素 D 容易引发鸡胸、漏斗胸、X 或 O 型腿，因为维生素 D 直接影响钙磷的代谢，缺维生素 D 的情况下钙盐不能沉着在骨骼的生长部分，造成骨骼各种发育异常（如图 6-2）。

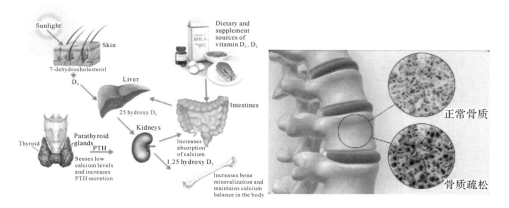

图 6-2　维生素 D 影响人体对钙的吸收和骨质的形成

而且近些年国际上有越来越多的文献研究证明维生素 D 的缺乏和青少年特发性脊柱侧弯关系密切，维生素 D 缺乏得越厉害，孩子侧弯的概率越大，侧弯也越严重[1]；而且维生素 D 除了影响骨骼发育之外，还影响大脑对姿态平衡控制的能力。Shu-Yan Ng 等人研究认为，维生素 D 缺乏与特发性脊柱侧弯的发生发展有一定的关联，侧弯患者维生素 D 水平较健康人群低。[2] M. B. Balioglu 等

---

① 温超轮，扶晓明，谭雄进，等. 特发性脊柱侧弯患者血清维生素 D 水平及其临床意义[J]. 现代医学，2018，46(1)：57-59.

② NG S Y, BETTANY-SALTIKOV J, CHEUNG I Y K, et al. The role of vitamin D in the pathogenesis of adolescent idiopathic scoliosis[J]. Asian Spine Journal, 2018, 12(6)：1127-1145.

对 229 例特发性脊柱侧弯患者进行研究,认为这些患者维生素 D 水平较健康人群低,并且发现维生素 D 水平与 Cobb 角呈负相关。[①] 国内也有学者研究发现特发性脊柱侧弯患者维生素 D 水平与血钙呈正相关,与 Cobb 角呈负相关,与年龄、碱性磷酸酶、血磷无明显相关性。

传统饮食中维生素 D 的含量很少,深海鱼、动物肝脏、蛋黄中维生素 D 的含量较多。补充维生素 D 的另外一个途径是晒太阳,而且一定要在户外让皮肤接受阳光的照射。(如图 6-3)但现在孩子们户外活动的时间很少,所以侧弯的孩子普遍都有维生素 D 缺乏的情况。因此我们建议侧弯孩子的家长如果发现孩子身体关节很软,站着、坐着老是歪歪扭扭的,感觉软绵绵没有力气,可以同时抽血检查一下维生素 D 的水平,低于正常值的话要通过额外的途径来补充。

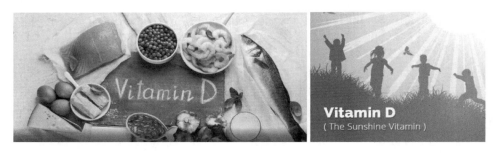

图 6-3　维生素 D 主要来源于特定的食物和阳光

3. 不良姿势和脊柱侧弯的关系

需要明确的是,不良的日常姿态会加速侧弯的发展,但侧弯一般并不是由不良的姿态引发的。

---

① BALIOGLU M B, AYDIN C, KARGIN D, et al. Vitamin-D measurement in patients with adolescent idiopathic scoliosis[J]. Journal of Pediatric Orthopaedics B, 2017, 26(1): 48-52.

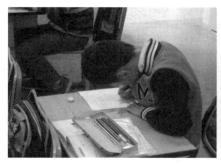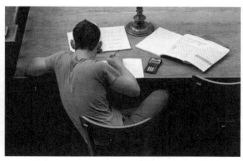

图 6-4　脊柱侧弯一般不由不良的姿势引起，但不良的姿势会加速侧弯的发展

国内中小学生作业负担较重，家长需要特别注意孩子握笔、看书、写字的姿势，减少电子产品的使用，不要让孩子在一个姿势保持太久，多做户外的锻炼和活动，可以减小脊柱姿势异常的概率。

第七章　蕙质兰心篇（45岁以上）

对于中老年侧弯患者来说，他们大多已经结婚生子，脊柱侧弯带来的体态和社交问题可能已经不是他们关注的重点。但由于体力和肌肉力量比不上年轻人，一方面他们担心脊柱侧弯进一步加重，另一方面随着年龄的增大，骨质疏松、疼痛、肺活量降低等问题也会增多，如何更健康地生活是他们最为关心的。

一、脊柱侧弯和骨质疏松

原则上，随着年龄的增长，所有人的骨骼密度都会降低。这一正常的骨骼消耗过程会影响到特定年龄的每个人。对于女性来说，绝经后体内雌激素水平会下降，雌激素水平下降后，钙的吸收会受到影响。另外就是骨质疏松症，其骨质流失超过了正常的速度，需要单独的治疗。很多侧弯患者对骨质疏松非常恐惧，骨质疏松症和骨质的正常流失实际上是两回事。

举一个例子，一个中老年女性在绝经10年后驼背的体态慢慢变得严重，这一过程是正常的衰老变化，而不应看成是病理性的。同理，中老年侧弯患者的侧弯度数渐渐增加也不应当作是病理性的恶化。

体育锻炼是可以阻止骨质流失的。骨折患者，局部固定后，可能会出现骨质疏松，但运动后明显好转，因而体育活动能防止骨质疏松症的出现和加重，骨折发生率也会明显减少。骨骼轴向负荷运动（如走路、轻跳步或原地轻跳、慢跑、广播操、太极拳、门球、乒乓球等）对预防骨质疏松症会起到较好的效果，并且这种方法开始得越早越好，至少也应该在更年期前就坚持锻炼。锻炼量由少逐渐增多。游泳亦是锻炼的好方法，它既不会造成骨折，也不会因做轴向负荷而使骨质疏松加重、恶化（但如前文所述，高强度游泳不利于侧弯的矫正）。总之，锻炼是预防骨质疏松症的主要措施之一。如果能将施罗斯体操中的矫正步态、站坐位的矫形体操动作和一般运动结合起来，那么既可以预防骨质疏松，又可以达到阻止侧弯恶化、改善体态的目的。

饮食补充也是预防骨质疏松的一个重要途径。首先，能量的摄入量应与个人年龄、生理状况、劳动强度等相适应，保持适宜体重，避免肥胖或营养不良。其次，蛋白质是组成骨基质的原料，适量的蛋白质可增加钙的吸收与贮存，对防止和延缓骨质疏松有利，但过量的蛋白质会促进钙的排泄。再次，要有充足的钙，成人每天应摄入钙800 mg，更年期后的妇女和老年人摄入量应达到1000—1200 mg。食物补钙最安全，也容易被人体吸收，其中奶和奶制品含钙高且吸收好，是优先选用的食物。最后，维生素D参与调节钙磷代谢，促进钙的吸收和利用，中老年人应多进行户外活动，多晒太阳，以增加维生素D的自身合成，食物上可选用海鱼、蛋、肝脏、牛奶等维生素D丰富的食物。前面说到青少年脊柱侧弯的发病机制时提到维生素D的缺乏和侧弯的严重程度息息相关，这样看来，维生素D可谓侧弯患者终身的好朋友。

二、脊柱侧弯和疼痛

疼痛是所有侧弯患者关心的另外一个问题。一个较为普遍的说法是侧弯引起的疼痛会随着年龄增加而越来越明显。这个说法是欠妥的。一方面，疼痛和Cobb角的度数并无明显的相关性；另一方面，疼痛发生率和年龄的关系是紧密的（这一点和非侧弯的正常人没有区别）。所以，为了预防将来的疼痛而进行手术的考虑是站不住脚的。我们遇到一些年龄大、度数也非常大的患者，他们并无明显的疼痛，而一些年轻、度数小的侧弯患者，却疼痛得非常厉害。

D. K. Collis 和 I. V. Ponseti 的研究指出脊柱侧弯患者腰痛的概率并不比没有脊柱侧弯的对照组高。[1] 其后的研究发现，侧弯度数与背痛没有关系。有趣的是，患者在弯弧顶端的疼痛感较为强烈，这是因为凸侧的肌肉始终在工作以维持这种不平衡的状态，长期处于疲劳和紧绷的状态。对于这种凸侧疲劳的疼痛，练习施罗斯体操、加强凸凹侧肌肉的不同训练、让凹侧肌肉更多地承担维持侧弯平衡的工作，能有效地减缓凸侧肌肉的疲劳和不适。虽然侧弯度数和疼痛并不相关，但强化的物理治疗和矫形体操可以有效地缓解疼痛。

腰弯或者胸腰类型的弯弧更有可能造成下背部的疼痛（如图7-1）。对于侧弯患者来说，脊柱矢状面状况变化是非常明显的，通常会出现胸椎曲度向前的变

① COLLIS D K, PONSETI I V. Long-term follow-up of patients with idiopathic scoliosis not trea-ted surgically[J]. The Journal of Bone and Joint Surgery, 1969, 51(3): 425-445.

平和腰椎曲度向后的减少,而腰椎矢状面曲度的丢失和疼痛是息息相关的。①
对侧弯患者腰椎矢状面的曲度进行改善通常会改善疼痛的症状,也有少数侧弯
患者的疼痛是由于腰椎失稳引起的,这个时候老式的施罗斯体操和一些核心训
练可能会更加合适。

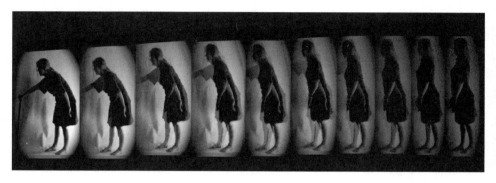

图 7-1　脊柱生理曲度的丢失和成年人的下背痛息息相关

在缓解侧弯患者的腰背部疼痛时,我们经常采用的针灸、正骨、按摩等方法
也是非常有帮助的。另外,尚无证据显示侧弯手术能够有助于缓解侧弯患者的
疼痛,相反,手术可能会让疼痛更容易出现。有文献显示:侧弯手术后 2 年患者
的疼痛状况和未经手术患者的情况类似,但手术后 5 年患者疼痛的比例大大
增加。②

案例 7-1

忙碌的药剂师 Sinead,50 岁,每天需要 8 小时站立工作。因此,常年四处求
诊,她迫切希望找到能够治疗成人特发性脊柱侧弯的方法(通常度数较大的脊柱
侧弯可能会因年龄增大而情况加重,自然导致椎间盘和关节退化,从而出现疼痛
状况)。

像许多其他人一样,Sinead 的病情是青少年特发性脊柱侧弯的延续,侧弯最
早出现在她的青春发育期。她说:"我 15 岁时,在体操课上一位朋友向我指出,

---

① NOURBAKHSH M R, MOUSSAVI S J, SALAVATI M. Effects of lifestyle and work-related physical activity on the degree of lumbar lordosis and chronic low back pain in a Middle East population [J]. Journal of Spinal Disorders,2001,14(4):283-292.

② UPASANI V V, CALTOUM C, PETCHARAPORN M, et al. Adolescent idiopathic scoliosis patients report increased pain at five years compared with two years after surgical treatment[J]. Spine, 2008,33(10):1107-1112.

我的一侧肋骨比另一侧高，当时就是这样发现侧弯的。"

来自爱尔兰的 Sinead 被送往都柏林的卡帕国家骨科医院（Cappagh National Orthopedic Hospital），在那里被诊断出脊柱侧弯。然而当时的情况是，Sinead 被告知她的侧弯情况不严重，不需要进行治疗或手术。

由于没有进一步的治疗建议，Sinead 的侧弯在当时并没有得到控制。一直到 20 多岁，在经历了经常性的背部疼痛后，她去看全科医生，医生建议使用止痛药和理疗。那时疼痛并不严重，她能够保持活跃，甚至攀登乞力马扎罗山。但是，在她 30 多岁时，情况开始恶化，并且在她 40 多岁时进一步加剧。Sinead 认为，更年期的荷尔蒙变化，让她的脊柱侧弯和疼痛加重。

与此同时，Sinead 拜访了另一位医生，该医生提供了融合脊椎关节的手术方案，但她被告知恢复需要 6 个月，而且手术的效果不能保证维持超过 5 年。她认为手术不是一种好的选择。

所以，Sinead 向伦敦矫形咨询公司的 Deborah 咨询，并接受了评估。（如图 7-2）她说："Deborah 给我做了检查，看了我的 X 线片，她给了我一个训练计划，我试着每周至少做 4 次，但我必须把这些训练计划塞进我的全职工作中。"

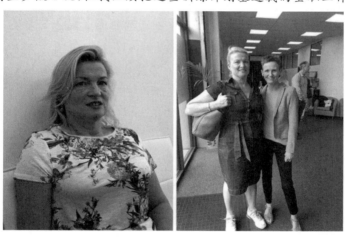

图 7-2　药剂师 Sinead 和她的施罗斯治疗师

Sinead 确实在练习中得到了一些改善，但她正在寻找一个能带来更大改变的解决方案。"在我第二次访问时，Deborah 对我说：'你知道，我们已经研发了这个支具，你会考虑吗？'"Sinead 的答案是："我绝对需要！"（如图 7-3）

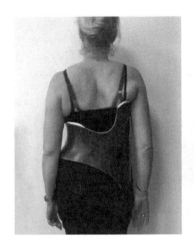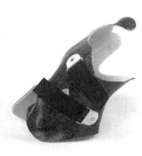

图 7-3　药剂师 Sinead 和她的 GBW 支具

经过 3D 身体数据扫描，临床医生 Sally（一名支具师）为 Sinead 制作了 GBW 支具（由韦斯博士研发），旨在改善她的体态并阻止侧弯进展。与其他试图把脊柱侧弯患者固定住的束缚性硬支具相比，韦斯博士的 GBW 支具引导身体进行温和的矫正运动，使得脊柱能够得到重新调整并减轻姿势扭曲。Sinead 整天都穿着支具，除了下午休息 20 分钟。"当你不疲倦时，支具并不会让你感觉不舒服；当你疲劳的时候，你会明显感到支具的存在。所以休息和恢复很重要。睡个好觉是治疗的关键。"她坚持说。

除了定期与 Sally 预约以监督侧弯的改善情况之外，Sinead 还继续坚持跟随 Deborah 练习施罗斯体操。

结果非常成功。自从佩戴了 GBW 支具，前 3 个月 Sinead 的躯干旋转度从 16°降到了 8°（如图 7-4）。Deborah 说："Sinead 看起来很棒！佩戴支具后，她的整体姿势和外观得到了极大的改善。结果很快，她报告说她的疼痛减轻了，这对于成人和我们作为治疗脊柱侧弯疾病的临床医生具有重要意义。"（如图 7-5）

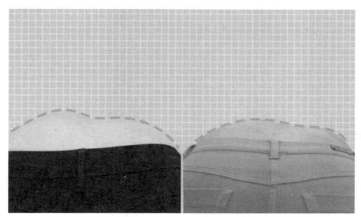

治疗前剃刀背度数16°　　　　3 个月后剃刀背度数降至8°

图 7-4　药剂师 Sinead 佩戴支具 3 个月后躯干旋转度变化

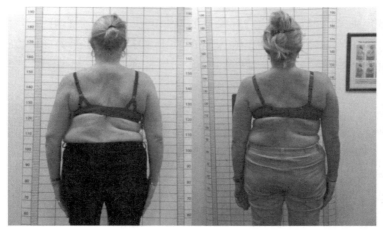

治疗前的体态　　　　穿戴支具2个月后的体态

图 7-5　药剂师 Sinead 佩戴支具 2 个月后体态的变化

对于 Sinead 来说，现在站一整天也没有太多问题。"我很遗憾，为什么 20 年前我没有来到这里！"她说。

（此案例来自施罗斯英国治疗师 Deborah 和支具师 Sally 的分享。）

三、脊柱侧弯对心肺功能和寿命的影响

患者经常会担心侧弯对自己心肺功能的影响，当侧弯度数超过 80°时会明显

影响心肺功能①,但在此度数之下一般不会对患者的正常生活活动造成严重影响。虽然80°以下的大度数侧弯会对心肺造成一定的负担,但这一状况是可以通过保守治疗来成功改善的。当然,大度数的侧弯对中老年患者健康影响的程度和患者侧弯的具体度数、弯型、主弯位置等密切相关,所以需要针对个人情况做详细的评估。

大量文献实证表明,对于特发性脊柱侧弯即使度数超过80°,也不会对患者的寿命造成影响,当然,每个患者的病情不同,侧弯超过80°时手术也是合理的选择。

总之,那些度数远远小于80°的中度特发性脊柱侧弯患者不要在意外界的危言耸听,不必过于担心病情对心肺功能和寿命的影响,以及担心年长时生活活动受到限制,甚至需要在轮椅上度过晚年。

四、脊柱侧弯患者的心理健康

脊柱侧弯的心理影响比较广泛。有些患者长时间极度抑郁;有些患者及家长会非常焦虑,四处寻找处理脊柱侧弯的治疗方法。侧弯会影响患者的姿态,进而使患者产生心理障碍,特别是在发育的年龄。中度以上侧弯有可能会给成人带来严重的心理障碍。从统计学方面来看,脊柱侧弯严重程度和心理障碍没有相关性:很多只有轻微侧弯度数的患者会有不良的心理问题;相反,一些有严重侧弯的患者只是轻微受到影响。一项关于脊柱侧弯和心理的研究指出,青少年和年轻的成年侧弯患者,与对照组(正常人)相比显得略为抑郁,他们的自尊心较弱,对生活的热爱程度明显较低。男性患者的抑郁率又高于女性患者,非常专注自己的疾患。

通过美国爱荷华大学对100多名大度数侧弯患者进行的50年密切随访研究,我们可以看到未经治疗的迟发型特发性脊柱侧弯患者能够像年轻人一样正常生活、就业、结婚、生孩子,并逐渐成为活跃的成年人(详见第八章)。特发性脊柱侧弯对患者的健康影响是有限的,更多的是体态问题引起的心理障碍,所有年龄阶段的侧弯患者都可以通过保守治疗(施罗斯体操及支具)改善外观问题,并因此获得更好的心理及身体状态,像正常人那样积极乐观地享受生活。

---

① WEINSTEIN S L, DOLAN L A, SPRATT K F, et al. Health and function of patients with untreated idiopathic scoliosis: a 50-year natural history study[J]. The Journal of the American Medical Association, 2003, 289(5): 559-567.

第八章　脊柱侧弯的自然病程、保守治疗及其他

一、50 年脊柱侧弯自然病史的随访

2003 年美国爱荷华大学整形外科的医生和研究人员发表了一篇名为《未经治疗的特发性脊柱侧弯患者的健康和生活状况：50 年自然病史随访研究》的文章，文章针对 1932—1948 年在该医院被确诊为脊柱侧弯但没有接受手术治疗的患者进行了随访和对照研究。

研究背景

以前对特发性脊柱侧弯的长期研究中，研究对象纳入了其他病因导致侧弯的患者，从而得出了所有类型的特发性脊柱侧弯都不可避免地会发生背痛或心肺功能受损最终导致残疾的错误结论。迟发型特发性脊柱侧弯（LIS）是一个独特的个体，拥有独特的自然病程。

研究目的

呈现未经治疗的迟发型特发性脊柱侧弯患者的健康和生活状况。

研究对象

研究针对 1932—1948 年间在医院被确诊为特发性脊柱侧弯的患者，共有 117 名患者加入了了研究；研究人员根据患者的性别年龄设计了对照研究，找来了 62 名平均年龄 66 岁、性别比例一致、无脊柱侧弯的志愿者进行对比。研究对象的具体数据如表 8-1、表 8-2、表 8-3 所示。

主要研究观察指标

死亡率，背痛、肺部症状，一般功能，抑郁和身体形象。

表 8-1　随访者侧弯类型及 Cobb 角度数变化

弯弧类型		人数/人	人数占比/%	目前 Cobb 角度数			骨骼发育结束时的 Cobb 角度数		
				均值/度	方差	范围/度	均值/度	方差	范围/度
胸弯		34	43	84.50	30.17	23—156	60.48	26.79	26—108
胸腰弯		11	14	89.54	32.69	50—155	43.63	8.70	36—64
腰弯		22	28	49.41	26.38	15—90	35.05	13.18	15—63
S 型侧弯	胸部弯弧	12	15	79.08	21.92	30—104	66.00	21.53	28—97
	腰部弯弧	15	15	76.42	21.88	32—110	60.75	18.06	26—83

表 8-2　脊柱侧弯患者和对照组的人口统计学特征数据

人口统计学项目		侧弯患者组			对照组			P 值
		数量/人	总数/人	百分比/%	数量/人	总数/人	百分比/%	
性别	女	104	117	89	49	62	79	12
	男	13	117	11	13	62	21	
年龄均值（方差）	<65	46	117	39	23	62	37	0.87
	≥65	71	117	61	39	62	63	
教育程度	高中及以下	55	108	51	26	62	42	0.07
	大专	28	108	26	13	62	21	
	本科	14	108	13	7	62	11	
	研究生	11	108	10	16	62	26	
婚姻状况	未婚	11	107	10	6	62	10	>0.99
	结婚 1 次	81	107	76	47	62	76	
	结婚超过 1 次	15	107	14	9	62	15	

表 8-3　脊柱侧弯患者和对照组生育孩子数量统计学特征

性别	侧弯患者组			对照组			P 值
	生育平均数/人	生育过孩子的患者数量/人	生育孩子数量范围/人	生育平均数/人	生育过孩子的患者数量/人	生育孩子数量范围/人	
女性	3	96	0—8	3	48	0—9	0.34
男性	2	96	0—4	2	48	0—4	0.91

平均寿命

研究统计了自 1981 年以来的死亡率，在 50 年随访的患者中，有 36 人去世（117 名以外的患者，未能参加最终阶段的研究调查），平均年龄 65 岁。根据走访和医疗记录，和脊柱侧弯直接相关的仅有 3 例。随访患者总的死亡率及平均年龄与国家死亡统计指数无较大差异。

物理检查

79％的患者弯腰时手指可以达到膝盖的位置（无疼痛），52％的患者可以达到脚踝的位置（无疼痛）。仰卧位直腿抬高试验均为阴性。

健康和活动能力自述

1.心肺功能

脊柱侧弯与自我报告的吸烟史、哮喘、支气管炎或肺炎的发生并无相关性。随访者中仅有 4 例慢性阻塞性肺病患者，他们的侧弯度数较高，尤其是胸椎（1例 S 弯的患者，胸弯 82°；3 例 C 弯的患者，平均胸弯为 101°）。

侧弯患者中有 22％的人认为在日常生活中有气短的感觉；对照组为 15％。

侧弯患者中有 39％的人感觉在步行一站路后会有气短的感觉；对照组为 32％。

虽然两组研究对象中感觉气短的比例相差不大，但在侧弯患者中，气短症状的出现与胸部的侧弯度数较大有着密切的相关性。当胸部侧弯度数大于 80°时，气短现象更加容易出现。

2.背痛

与对照组相比，慢性和急性的背痛在侧弯患者中更为普遍。但是，在疼痛强度和持续时间上侧弯患者和对照组之间没有显著差异。

3.日常活动

研究选择了 15 个不同的日常生活活动，如开车、久坐、上下楼梯、铺床、做饭等等,将侧弯患者组与对照组进行对比,发现两组在进行这些日常活动的能力和频率上并无明显差异。

4.残疾对工作时间和活动水平的影响

39%的侧弯患者认为他们是有残疾的(对照组这一比例为 30%),而这当中 80%的侧弯患者说他们的残疾和背部疾病相关(对照组这一比例为 90%)。将自认为有残疾的人群与对照组相比较,因为背部问题,工作时间减少和日常活动水平下降的情况稍微多一些。

5.心理社会指数

抑郁症指数,研究使用修改的自我抑郁评价量表来评估临床抑郁症。评分等级从 0 到 100,分数越低表明患者的抑郁程度越严重。侧弯患者组的平均分为 47.53 分,对照组的平均分为 48.17 分。

6.身体满意度

研究采用了身体满意度量表来评估两组人群对自己身体的满意程度。满分为 5 分,侧弯患者组平均得分为 3.60 分,对照组平均得分为 4.21 分。所以侧弯患者组对自己身体的满意度是"稍微不满意—稍微满意",而对照组是"稍微满意—中度满意"。

开放式问题

"除了上面问到的,你认为脊柱侧弯限制了你的生活或以某种方式对你产生了影响吗?"

回答各不相同,如"治疗、疼痛、药物、肺部疾病、不好看"。但是大多数都会提到"不好买衣服、体能变差和影响自尊心"等方面。1968 年随访时,33%的侧弯患者认为生活受到了影响;1978 年随访时,这个比例是 25%;1992 年随访时,这个比例为 32%。

结论

在 50 年的随访中,未经治疗的迟发型特发性脊柱侧弯成人具有高生产力和活动能力,除了背痛和体态问题之外,侧弯几乎没有造成任何身体损伤。

研究者评论

迟发型特发性脊柱侧弯患者及其家属经常因错误信息而感到不安,最终影响到他们的生活。在这些患者中,只有胸椎侧弯超过 100° 时才有可能死于心肺功能障碍和右心室衰竭。在过去 10 年里,去世的 36 名患者中仅有 3 例患者的死亡与侧弯相关,这一事实指出了之前相关报道的不实之处,即侧弯如果没在适当年龄进行控制会导致很高的死亡率这一观点。

通过对这组患者进行 50 年的跟踪研究，我们可以看到未经治疗的迟发型特发性脊柱侧弯患者能够像年轻人一样正常生活、就业、结婚、生孩子，并逐渐成为活跃的成年人。不幸的是，未经治疗的迟发型特发性脊柱侧弯患者可能会出现明显的畸形以及这方面的体表问题，这些都不容忽视。针对几十年前出生的人群的研究结果可以用于预测同世纪后半期未经治疗的侧弯患者未来的情况。但不能确定的一点是，后来的侧弯患者是否能和这些患者保持一样的态度对待身体的畸形。

二、未接受手术的青少年特发性脊柱侧弯患者健康状况研究

特发性脊柱侧弯以青少年特发性脊柱侧弯最为常见。近年来，随着三维矫形理论和内固定器械的发展，特发性脊柱侧弯的治疗取得了长足的进步。同时，随着生物—心理—社会医学模式的转变，健康相关生存质量（Health-Related Quality of Life，HRQL）成为特发性脊柱侧弯患者术前评估和术后疗效判断的重要指标之一。越来越多的学者开始关注特发性脊柱侧弯患者对畸形的美学感知以及畸形对患者生活质量的影响。近年来，脊柱侧弯研究学会 22 项（Scoliosis Research Society-22r，SRS-22r）问卷成为特发性脊柱侧弯患者健康相关生存质量评价的重要工具之一，并在国际上得到了广泛的研究与运用。

特发性脊柱侧弯患者的生存质量近年来受到了国内外学者的广泛关注与重视。随着学术界对人类生存质量的深入研究以及问卷跨文化调适国际化标准的建立，SRS-22r 问卷已经在世界范围内进行了十几种语言的翻译与文化调适。SRS-22r 问卷的建立与国际化研究则为国内外学者提供了研究特发性脊柱侧弯患者生活质量的重要手段，大多数研究均表明不同版本的 SRS-22r 问卷具有良好的信度与效度。

2017 年 W. Timothy Ward 等专家在《脊椎》医学期刊上发表了名为《未接受手术的青少年特发性脊柱侧弯（AIS）患者（度数超过 40°）SRS-22r 评分研究》的研究成果。[①]

---

① 本研究标题虽针对青少年特发性脊柱侧弯患者，但实际研究对象中还包括了一些成年的侧弯患者。参见 WARD W T, FRIEL N A, KENKRE T S, et al. SRS-22r scores in nonoperated adolescent idiopathic scoliosis patients with curves greater than forty degrees[J]. Spine, 2017, 42(16): 1233-1240.

研究设计

案例对照研究。

研究目的

将放弃手术的青少年和成人特发性脊柱侧弯患者组与接受了侧弯手术的类似患者组在生活质量上进行列队比较研究。

背景

目前国际上尚未有任何人口统计学上的非手术侧弯患者(度数≥40°的青少年和成人侧弯患者)和手术后侧弯患者的相关列队研究数据。

研究方法

筛选确定侧弯度数≥40°并选择放弃手术的青少年和成人侧弯患者。所有患者均完成了SRS-22r问卷。将该非手术人群的SRS-22r问卷得分与另一个人口统计学上相似的大型列队(经过外科手术矫正的侧弯患者)进行比较。研究对比了两组列队人群的SRS-22r临床重要差异(MCID)。

非手术组人数190人,手术组人数166人,其研究数据的具体情况如下:

(1)男性人数:非手术组29人,占比15.3%;手术组31人,占比18.7%。p值为0.39。

(2)用过支具的人数:非手术组43人,占比22.6%;手术组44人,占比26.5%。p值为0.40。

(3)年龄:非手术组人员年龄范围是17.6—40.5岁,平均年龄23.5岁,标准偏差5.5岁;手术组人员年龄范围是12.8—38岁,平均年龄19.6岁,标准偏差3.5岁。p值<0.0001。

(4)接受SRS—22r评分时的年龄:非手术组人员年龄范围是13.4—38.6岁,平均年龄21.5岁,标准偏差5.4岁;手术组人员年龄范围是12.6—34.4岁,平均年龄17.6岁,标准偏差3.1岁。p值<0.0001。

(5)侧弯度数超过40°的时间:非手术组平均达到7.7年,标准偏差5.0年。

(6)SRS—22r评分距离侧弯手术的时间:手术组距离时间范围0.5—11.4年,平均距离2.9年,标准偏差2.1年。

(7)最近的侧弯度数(接受手术前的侧弯度数):非手术组人员侧弯度数范围40°—94°,平均侧弯度数49.9°,标准偏差8.1°;手术组人员侧弯度数范围41°—106°,平均侧弯度数60.7°,标准偏差11.7°。p值<0.0001。

(8)最近的术后度数:手术组术后度数范围0°—53°,平均侧弯度数26.3°,标准偏差9.6°。

(9)矫正的比率:手术组范围0.02—1.00,平均比率0.56,标准偏差0.15。

两组患者的SRS-22r评分如表8-4所示:

表8-4 未经侧弯手术组患者和侧弯手术组患者SRS-22r评分比较

变量	非手术组	手术组	p 值
SRS-22r 疼痛	4.0±0.7 (1.8—5.0)	4.1±0.7 (1.8—5.0)	0.06
SRS-22r 功能	4.6±0.5 (2.4—5.0)	4.6±0.5 (2.4—5.0)	0.40
SRS-22r 自我形象	3.8±0.7 (1.4—5.0)	4.2±0.6 (1.8—5.0)	<0.0001
SRS-22r 身体满意度	3.7±1.0 (1.0—5.0)	4.4±0.7 (1.5—5.0)	<0.0001
SRS-22r 心理健康	4.1±0.7 (2.0—5.0)	4.1±0.7 (1.4—5.0)	0.68
SRS-22r 总分	4.1±0.5 (2.5—5.0)	4.3±0.5 (2.1—5.0)	0.0002
SRS-22r 剔除满意度的相关问题	4.1±0.5 (2.5—5.0)	4.3±0.5 (2.2—5.0)	0.006

注:"±"前表示评分均值,"±"后表示标准偏差,"( )"表示评分范围。

研究结果

对190例未进行手术的脊柱侧弯患者与166例接受手术的侧弯患者进行研究。非手术人群的平均年龄为23.5岁,侧弯度数达到40°的时间平均为7.7年,最后一次随访时Cobb角平均度数为50°。研究发现,在SRS-22r统计得分中的疼痛、功能或心理健康方面,两组人群并没有明显的统计学上的差异存在;而在自我形象、身体满意度等方面,两组人群存在统计学上的差异。研究发现,在任何方面的单项得分、平均分或总分,两组人群的差异并没有达到临界值。

三、脊柱侧弯和手术

案例8-1

2015年1月,一名76岁的男子到韦斯在德国的工作室就诊,其侧弯严重,Cobb角呈现出胸椎111°和腰椎118°(如图8-1)。[①]

① WEISS H R. Scoliosis in adulthood—a case with untreated early onset scoliosis presenting at the age of 76 years[J]. Journal of Physical Therapy Science,2016,28(12):3483-3486.

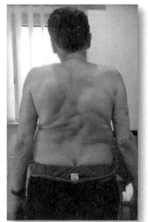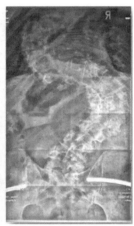

图 8-1　腰椎 118°的 76 岁老年脊柱侧弯患者

　　他被发现患有脊柱侧弯是在他 4 岁之前。患者自述在他一生中没有接受支具或手术治疗，并且很少去看医生。他参加了常规体育活动，并在德国接受物理治疗师的脊柱侧弯治疗。这次到访韦斯医生的办公室是他一生中第 4 次拍摄 X 线片。他通过参加像慢跑这样的耐力运动保持身体状态，但是他承认当他不运动时有限制性通气障碍(气短)症状。患者从未考虑过脊柱侧弯手术。他唯一抱怨的是气短症状和体态美观问题。

　　病人到访的唯一原因是询问他目前进行的训练和运动是否适合他的病情。韦斯对病人进行了临床检查，并建议拍摄 X 线片后再确定合适的建议。病人最初不愿接受 X 线片检查，但是韦斯解释了在缺少病人以前 X 线片的情况下重新拍摄非常必要后，他同意了。X 线片显示出一个平衡得非常好的双弧形态。两个弧线的躯干旋转角度均超过 30°。

　　目前没有证据表明脊柱侧弯手术优于自然病程。此外，脊柱融合术的长期影响可能导致较高的再次手术率和其他长期的并发症[①]。早发性脊柱侧弯手术并不被高质量的研究所支持。青春期侧弯超过 100°的患者，如果能积极参与耐力运动和康复训练，过着积极的生活，就会获得合理的生活质量。在没有症状的情况下，一些患者不希望手术。正如文献报道的那样，严重的病例现在仍有可能

---

　　① 　HAWES M. Impact of spine surgery on signs and symptoms of spinal deformity[J]. Pediatric Rehabilitation，2006，9(4)：318-339.

接受高质量的保守治疗，而不是直接进行手术。

目前国际上的指南普遍认为，如果在做了所有保守治疗努力后，侧弯度数仍然增加，Cobb 角度数超过 50°，应建议患者接受手术治疗。那么我们需要回答一个问题，什么时候以及为什么需要手术呢？

对于本书第三章中提到的先天性脊柱侧弯，包括早发性脊柱侧弯和一些在婴儿时已相当明显的侧弯，手术是基于病理需要的，应该尽早施行，因为这些情况任凭侧弯发展可能会危及患者的生命及引起严重的健康问题。

从临床的观点来看，成人及青少年特发性脊柱侧弯是没有外科手术治疗必要的，因为至今尚无科学实证证明，不接受手术治疗侧弯患者的健康状况会比接受手术的差。[①] 而且对于中度侧弯患者来说，弯弧通常不会恶化至影响心肺系统和危及生命。侧弯的度数也与疼痛没有明确的相关性。因此对于度数超过 50° 的侧弯患者来说，考虑手术需要有充足的理由。

如果脊柱侧弯的体态问题终日困扰着患者，让他们觉得焦虑和抑郁，影响生活质量，那么保守治疗完全可以帮助他们改善这一状况，可以改善体态、心肺功能，阻止侧弯发展，预防、减少疼痛，等等。当然，这并非出于临床医学的需求，而是一个为了改善外观而满足心理需求的结果。但是如果患者不愿意尝试任何支具或训练来改善侧弯的状况，那么除了手术之外就没有其他的选择了。所以对 Cobb 角 90° 以下的侧弯患者而言，从临床上来说，进行手术并不是必须或者不必须、需要或者不需要，而是完全取决于患者自己的想法和意愿。侧弯患者做出这一决定的过程与考虑是否进行一场大的美容整形手术是差不多的，如果患者有强烈的愿望改善目前的体态及心理状况，但无法接受相对费时和起效慢的保守治疗方式，在已明了手术可能带来的风险和后遗症的情况下，可以根据自己的情况自行决定是否以及何时接受手术（而非受到来自手术医生的威胁和要求）。

需要知道的是，在考虑是否需要手术时不应主要考虑 X 线片的影像，而应主要考虑患者的外观改善、社交障碍和心理问题。

案例 8-2

小张，女，2001 年出生。2013 年侧弯刚发现的时候只有 30 多度。曾经做过很多无效的治疗（推拿、正骨、牵引等），浪费了宝贵的骨骼发育期，而且侧弯不断恶化。2018 年到武汉工作室初诊时已经 17 岁，度数已进展到 61°，医院建议立

① WESTRICK E R, WARD W T. Adolescent idiopathic scoliosis: 5-year to 20-year evidence-based surgical results[J]. Journal of Pediatric Orthopaedics, 2011, 31: S61-S68.

即进行手术。

　　小张因为走了许多弯路,刚开始对支具和体操是有抵触情绪的,认为会和其他的方法一样没有效果。所以支具没有认真佩戴,体操也没有每天坚持练习,自己比较迷茫,也没有信心。支具佩戴2个月后,复查结果非常不理想,体态没有任何变化,家人非常着急。

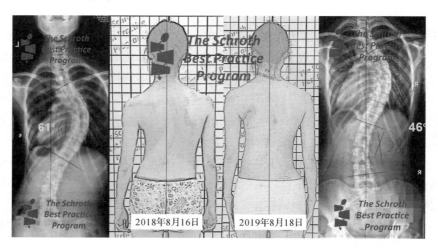

图 8-2　2001 年出生的小张侧弯 61°,矫正 1 年后降至 46°

　　看到自己恢复得不理想,小张心里也难受,知道这样下去迟早要接受手术,还不如再努力拼一把。我们也给小张看了许多成年人和大骨龄孩子的蜕变案例,帮她重建了信心!她慢慢地突破了自己的心理障碍,开始坚持佩戴支具和每天进行 1—2 小时的体操训练。半年来对侧弯矫正态度的改变直接给了自己一个惊喜,体表越来越好,度数也在减少(复查 X 线片发现和支具内度数基本保持一致,没有反弹)。这些都是对自己认真坚持的褒奖,加油,你不放弃,我们就陪你一起战斗!

　　2016 年韦斯博士在希腊塞萨洛尼基参加第 10 届国际脊柱大会时针对脊柱侧弯手术的问题和同行进行了交流,并发表了保守治疗的观点。图 8-3 是韦斯博士在会议现场发言。

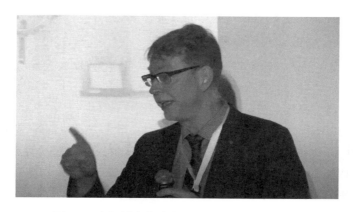

图 8-3 韦斯博士在分享自己对侧弯手术的观点

与会者提问：刚才您分享了很多保守治疗的成功案例，而且说到很多情况下手术是不必要的，让人觉得给正在发育期的孩子进行手术就是不对的，能这样理解吗？

韦斯博士：如果一个 16 岁的侧弯患者找到我，她的度数特别大，体态难看，而且对我说，"我这个样子永远也找不到男朋友，我宁愿从桥上跳下自杀"，那么我会马上给这个患者介绍德国最好的外科医生选择手术矫正。因为我知道我的治疗无法满足她的要求，但如果患者从外科医生那里过来，因为不愿接受手术而失望时找到我帮忙，我会为她尽我一切的努力！

我了解到有一些患者在 15 岁左右、27°左右的侧弯情况下就被进行了手术矫正，我认为这是一种罪过，因为这样的患者离开我诊所的时候连支具都不需要佩戴。我会告诉这些患者，不要再去找那些建议你进行手术的医生了。你本应拥有最高质量的生活，甚至不需要任何治疗。所以手术对还是不对，这个说法太宽泛了。但是对我个人而言，对一个骨骼发育接近结束、侧弯仅有 27°的患者进行手术，是一种罪过，这样的患者甚至不需要任何治疗。

四、脊柱侧弯 X 线片的辐射影响

由于脊柱侧弯在青春期会进展迅速，所以进行侧弯治疗的患者需要定期拍摄 X 线片检查侧弯的情况，即使对于不用治疗处于观察期的孩子也是这样。因此，除了脊柱侧弯疾病本身之外，患者和家人还非常关心身体反复暴露于辐射中是否会对健康产生长期的负面影响。但是在循证医学时代，利用放射学影像来评估脊柱侧弯仍然是最方便、最经济和可靠的方法，医生们一直用 X 线片来确定 Cobb 角、骨龄、弯型、顶椎、椎体的旋转以及结构是否异常等一些重要的参数,所以 X 线片仍然是评估脊柱侧弯的黄金标准。

1.侧弯孩子拍 X 线片的频率和辐射量

既然 X 线片对侧弯诊断评估非常重要,不可避免,那么大家会更关心以下问题:

(1)侧弯孩子要接受多少次的 X 线片检查?

在临床中,不同患者根据其侧弯情况、年龄、矫正方式的不同,会拍摄不同数量的 X 线片:如果孩子在 12 岁时发现侧弯,到 16 岁左右骨骼发育成熟并结束治疗,他可能要接受 10—20 次 X 线片检查(每年 2—4 次,一共 5 年);如果孩子在 9 岁时发现侧弯,16 岁左右骨骼发育成熟,结束治疗,他可能要接受 16—32 次 X 线片检查(每年 2—4 次,一共 8 年);极少数患者由于特殊情况可能最多一共会接受 40—50 次 X 线片检查。

(2)这些 X 线片检查会转化为多大的辐射量?

有些患者因为特殊病情,儿时起就接受侧弯治疗,所以接受 X 线片检查的次数会稍多(40—50 次),但大多数患者拍片次数在 10—25 次。根据文献统计数据,综合考虑到脊柱不同节段拍摄的辐射量和吸收率,一次站立位全脊柱的辐射剂量为 0.8—1.4 mSv,我们取平均值 1.1 mSv 进行估算[①],那么不同患者受到辐射影响的剂量估算如表 8-5 所示:

表 8-5 不同次数全脊柱 X 线片接受的辐射影响

X 线片次数/次	1	10	20	30	40	50
累计辐射量/mSv	1.1	11	22	33	44	55

另外有文献指出,接受侧弯手术的患者受到的辐射量是保守治疗患者的 8—14 倍。可以看出大多数侧弯患者在几年的矫正期内总辐射量在 20—30 mSv,极少数人达到 55 mSv。辐射当量剂量的单位也是 J·kg^{-1}。为了与吸收剂量单位的专门名词区别,当量剂量单位有一个专门名称叫希沃特(Sievert),简称"希",符号是"Sv"。实际应用中往往用 mSv,μSv,nSv 表示。

(3)这些长期积累的辐射量是否会导致癌症风险的增加?

目前 LNT 计算理论癌症风险估计值仍被所有国家和国际机构(即 BEIR,NCRP 等)所推荐。该模型计算得出结论:目前没有证据支持小剂量辐射暴露

---

① OAKLEY P A, EHSANI N N, HARRISON D E. The scoliosis quandary: are radiation exposures from repeated X-rays harmful? [J]. Dose-Response, 2019, 17(2):1-10.

（＜200 mSv）有导致癌症增加的可能。

另外，我们在日常生活中其实每天都在接受辐射，天然辐射源指的是世界范围的年有效剂量，这是基于对各天然辐射源组分的贡献相加后得到的世界范围内的平均照射情况。可以看出，世界范围来自天然辐射源（也称本底辐射）的年平均有效剂量为 2.4 mSv。也就是说，孩子每年拍摄 2—3 次全脊柱 X 线片和 1 年的本底辐射基本相当，危害非常小。

2.减少不必要的辐射

虽然通过上面的分析我们知道侧弯患者拍摄 X 线片受到的辐射是在非常安全的范围之内的，但还是有家长非常担心辐射的影响，认为辐射无论多少，少一点总比多一点好，那么如何在不影响侧弯诊断和矫正的前提下尽量减少辐射呢？

（1）减少不必要部位的 X 线片拍摄。

脊柱侧弯诊断和矫正时只需要骨盆和全脊柱部分的 X 线片影像（如图 8-4 中最右边白色方框内的范围），四肢、头颅等部位在初次诊断的时候是不需要拍摄的，除非我们诊断时觉得下肢有问题再去额外拍摄下肢全长 X 线片。还有的医院第一次就给孩子开了各种体位的 X 线片，如侧屈位、悬吊位、动力位（如图 8-5），那些片子都是决定做手术后才需要的，对于保守治疗来说没有什么参考意义。

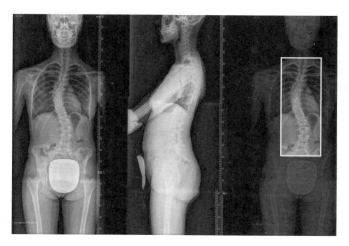

图 8-4　不必要的 X 线片曝光范围，增加了患者接受的辐射量

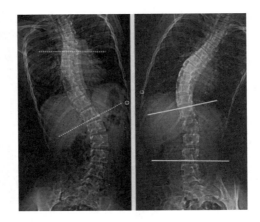

图 8-5　动力位 X 线片是为准备侧弯手术的
患者拍摄的

（2）减少侧位片的拍摄。

患者在第一次就诊检查时，拍摄全脊柱正侧位 X 线片，以观察冠状面和矢状面的畸形；如矢状面脊柱情况无异常，复查时不必再次拍摄侧位片，以减少辐射。

（3）采用防辐射护具。

对甲状腺、性腺和乳腺进行保护，以减少放射暴露，需要注意的是，第一次拍片为了排除先天性的骨骼异常，尽量不要穿戴防辐射护具拍摄。

（4）可以选择辐射量更低的 EOS 成像系统。

五、脊柱后凸的施罗斯矫正

除了脊柱侧弯之外，还有另一种常见于青少年的脊柱畸形——休门氏症，是一种引起青少年结构性驼背的疾病，是脊柱胸段发生的后凸畸形，也被称为圆背畸形（如图 8-6）。当出现胸或胸腰段后凸时，家长常认为是孩子姿势不好，容易延误诊断错过最佳矫正时间而形成永久畸形。通常随着后凸的逐渐加重，可出现明显的胸背部疼痛，也会因为长时间站立或者激烈的体力活动而加重。脊柱后凸加重时通常也会引起腰椎段生理曲度的改变，因此有些患者同时出现下腰部疼痛。

休门氏症的判断：

（1）拍摄全脊柱矢状位 X 线片，测量 T4—T12 的 Cobb 角＞45°。

（2）侧位片及体态可见胸背部后凸——驼背，部分患者伴有腰段前凸——挺肚子。

（3）X 线片显示胸段脊柱至少有 3 个相邻椎体有 5°或 5°以上的楔形变。

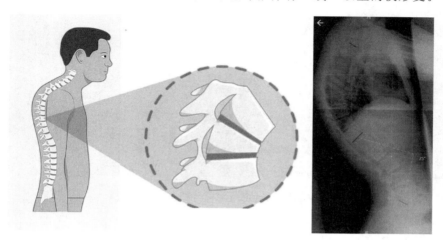

图 8-6 休门氏症呈现的脊柱后凸状态

休门氏症通常在青春期阶段的男孩中多见，支具师和临床医生都容易忽视，缺少经验的医生也会认为是姿势不端正，告知家长提醒孩子"抬头挺胸"即可，也有家长购买"背背佳"类型的软性支具，来帮助孩子改善驼背。软性支具只能起到预防的作用，但是一旦形成明显驼背畸形，确诊为休门氏症，则需要使用硬性的驼背支具来进行矫正。和脊柱侧弯的矫正一样，孩子佩戴支具后也需要每天进行相应的体操训练，恢复生理曲度，增强肌力。

案例 8-3

小磊，2007 年出生。2020 年被发现姿态异常而确诊为脊柱侧弯，当时腰部 Cobb 角度数为 25°，当我们检查孩子侧位片及体态时发现他的驼背更加严重，侧位片 Cobb 角度数达到 50°，胸椎后凸明显。由于孩子正处于发育高峰期，侧弯和后凸都有加重的风险，我们采取了 GBW 支具＋施罗斯体操的矫正思路，1 年后孩子的侧弯、后凸以及体态都发生了明显的变化。（如图 8-7、图 8-8）这里需要说明的是图 8-8 中老式施罗斯训练方法可以矫正孩子的脊柱后凸，但是如果用于平背严重的孩子，可能会导致侧弯恶化（详见第一章）。

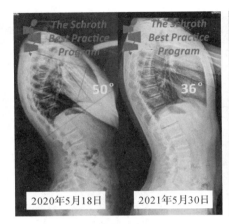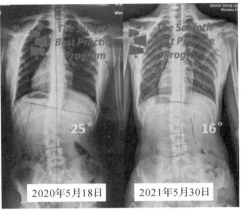

图 8-7　脊柱侧弯和脊柱后凸同时存在

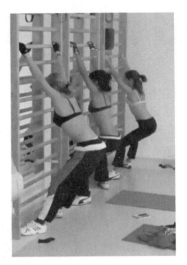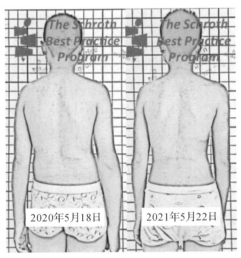

图 8-8　经过 1 年矫正后小磊的侧弯、驼背情况都得到明显改善

案例 8-4

女，2003 年出生。2017 年发现姿态异常，被确诊腰椎后凸畸形，伴有轻度脊柱侧弯。我们采取德国韦斯博士研发的生理逻辑矫形支具（physio-logic™ brace）治疗，同时配合矫形体操。经过 1 年多的治疗，后凸恢复正常。（如图 8-9）

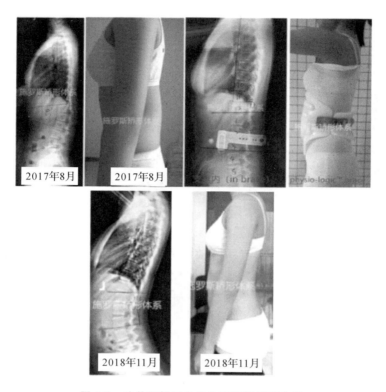

图 8-9 改善腰椎后凸的生理逻辑矫形支具

附　　录

查找身边的施罗斯治疗师的途径

德国施罗斯脊柱侧弯矫正体系已经传承了三代人 100 年的时间,为了让侧弯患者能够就近接受专业的矫正训练和治疗,从 20 世纪初开始施罗斯家族就在世界各地培养施罗斯治疗师。全世界已有众多的治疗师通过这一严密的训练治疗体系认证,国内已注册的施罗斯治疗师有 900 多名,世界上很多国家、城市的医院、康复机构的医生、治疗师和康复师都学习了施罗斯的课程,德国施罗斯的官网把这些通过认证的治疗师的联系方式都挂出来以供患者查询,就近接受治疗。

施罗斯认证治疗师查找方式如下:

第一,通过德国施罗斯官网查询世界各地的认证施罗斯治疗师。

德国施罗斯的官方网址为 https://schrothbestpractice.com。点击 Schroth Best Practice Centers 一栏,可以看到施罗斯治疗师在世界各地的分布情况,很多国家和地区都有工作室和治疗师提供施罗斯支具和体操服务,许多在国外的华人也可以在国外定制施罗斯支具和学习施罗斯体操,佩戴施罗斯支具后,可以到世界各地的工作室进行复查。选择你需要查找的大洲比如 Europe,就可以查询欧洲各个国家的工作室和治疗师了。

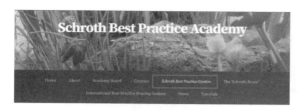

Schroth Best Practice Centers

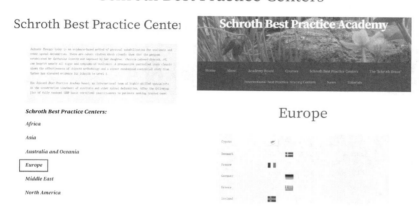

图 A-1　德国施罗斯的官方网页

第二,通过中国施罗斯官网查询国内的认证施罗斯治疗师。

中国施罗斯的官方网址为 https://www.schrothbestpractice.net(如图 A-2)。

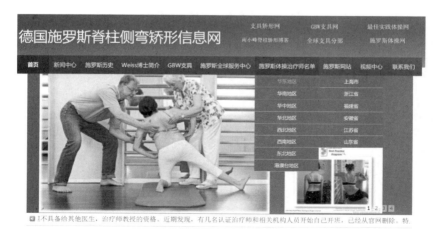

图 A-2　中国施罗斯官方网页

选择您所在的区域和城市就可以查找离您最近的通过施罗斯认证的医生、治疗师或者康复师。图 A-3 是上海市的一些治疗师名单和信息。

德国施罗斯脊柱侧弯矫形信息网

支具矫形网　　GBW支具网　　最佳实践体操网
南小峰脊柱矫形博客　全球支具分部　施罗斯体操网

首页　新闻中心　施罗斯历史　Weiss博士简介　GBW支具　施罗斯全球服务中心　**施罗斯体操治疗师名单**　施罗斯网站　视频中心　联系我们

上海市（Shanghai City）

Hou Yanshu 侯妍姝
傅利叶康复智能有限公司
上海市浦东新区张江高科晨辉路88号
电话：18601932658
Email：423428970@qq.com

Yang Zongde 杨宗德
衷德脊柱健康管理有限公司
上海市杨浦区创智天地大学路88弄10号
电话：+86 18721958758
Email：yangzongde@139.com

Zeya Ju 鞠泽亚
海军军医大学第一附属医院长海医院
上海市静安区保德路1316弄40号301室
电话：17621240151
Email：862114862@qq.com

Liu Meng 刘萌
上海复动肌骨
上海市长宁区华山路1568号2楼
电话：15376252685
Email：mengliu2020@163.com

Xiong Zhipeng 熊志鹏
上海复动肌骨诊所
华山路1568号2层
电话：15121186157
Email：1365713502@qq.com

Tan Liang 谈良
上海市凯宜宜汇门诊部康复中心
上海市浦东新区张杨路2389号
LCM置汇旭辉广场写字楼B座511-513
电话：18721633631
Email：tanliang215@126.com

图 A-3　中国施罗斯官方网页上施罗斯体操治疗师名单

成为国际认证的施罗斯治疗师

德国施罗斯脊柱侧弯矫正体系已经传承了三代人 100 年的时间,全世界已有众多的治疗师通过这一严密的训练治疗体系认证。如果想参加认证课程可登录德国施罗斯的官方网站,网址为 https://schrothbestpractice.com(如图 A-4),进入首页后,再点击 Courses(认证课程)。

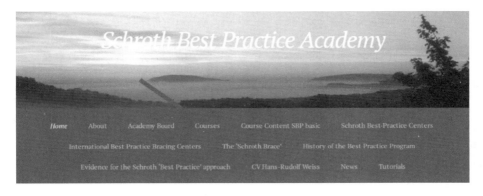

图 A-4　德国施罗斯治疗认证课程登录页面

进入 Courses 页面,可以看到施罗斯最佳实践学院本年度在世界各个国家开展的认证课程安排(如图 A-5)。

Actually the following courses are offered in 2021:

Course SBP 2108 July: SBP Basic course (Language: Korean), Venue: K-Schroth, Yavesvalley Bldg 10F, 192 **Seohyeon-ro, Bounding-gu, South Korea,** *Date : July 4ˇ5, 11ˇ12, 18.* Instructor : Prof. Daniel Lee (Sanggil, Lee), PhD, Official Schroth Best Practice basic Instructor, Contact : kschroth@naver.com Phone : 82)31707 1575

.....

Course SBP 2119 July: SBP basic course (Language: Mandarin/Chinese) Dates: July 1-5, 2021. Instructor: Nan Xiaofeng & Gong Shaopeng; Best Practice Instructors, Address: Room 601, Building 8, Shiqiao Park Community, No 9, XingYe Road, Jiang'an district, Wuhan, Hubei, China. 中国武汉市江岸区兴业路9号石桥花园H2区8栋801
Contact: Shaopeng Gong, 95363743@qq.com +86 15902778277

.....

Course SBP 2118 July: SBP Basic course (Language: Korean), Venue: K-Schroth, Yavesvalley Bldg 10F, 192 Seohyeon-ro, Bounding-gu, South Korea, Date: July 24, 25, 31 and August 1, 7 Instructor: Prof. Daniel Lee (Sanggil, Lee), Official Schroth Best Practice basic Instructor Contact: kschroth@naver.com
Phone: 82)31 707 1575

.....

Course SBP 2122 August: SBP basic course (Language: English/Turkish), Instructors: Tugba Kuru, Burcin Akcay, Supervisor: Maksym Borysov, Dates: *18-22 August 2021,* Adress: Fizyosport Arapsuyu mah. 625 sok. 23/Z1 M. Gökay Plaza
Konyaaltı **Antalya / TURKEY** http://www.fizyosport.com/;
Contact: skolyozdernegi@gmail.com; akcayburcin@gmail.com GSM: +90 505 653 32 73

.....

Course SBP 2123 September: SBP basic course (Language: Mandarin/Chinese) Dates: September, 16-20, 2021. Instructor: Gong Shaopeng;Best Practice Instructors, Address: Room 601, Building 8, Shiqiao Park Community, No 9, XingYe Road, Jiang'an district, Wuhan, Hubei, China. 中国武汉市江岸区兴业路9号石桥花园H2区8栋801
Contact: Shaopeng Gong, 95363743@qq.com +86 15902778277

.....

Course SBP 2101 September: SBP Basic Course (Language: English) Venue: ScolioFys, Schroth Best Practice Advanced Facility Copenhagen, Vesterbrogade 35A, 4th floor 1620 **Copenhagen V, Denmark.** *Dates: September 22-26, 2021;* Instructors: Lisa Elliott, PT and Pernille Wied, PT Contact: Malene Gregersen: info@scoliofys.dk, phone +45 44 22 90 02

图 A-5 德国施罗斯治疗认证课程进入页面

施罗斯 SBP 最佳实践认证课程内容一般主要包括 2 天理论＋2.5 天实践课。实践课治疗对象是真实的脊柱侧弯患者，每个学员都可以在授课老师的指导下，直接在课程现场对不同的脊柱侧弯患者进行治疗，系统而深入地学习全套德国施罗斯体系。报名参加课程的学员必须是医生、治疗师、按摩师、整脊师、中医师、运动康复师（提供相关学历背景或执业资质进行报名审核），学员最后通过严格考核才可以获得证书。通过考核认证后，将学员的姓名及联系方式列入德国施罗斯官网全球医师和治疗师名单供患者查询。当然，取得认证只是第一步，治疗师通常还需要更长的实践经验积累才能非常娴熟地针对不同的侧弯情况设计最为合适的施罗斯体操。

有对施罗斯 SBP 认证课程感兴趣的朋友问我："其他的侧弯课程有 7 天的，还有 10 天的，你们的 SBP 课程只有 4 天半，治疗师能学会吗？"

韦斯博士 2018 年的时候已在其网站上对此类问题做了详细回答，我们看看施罗斯第三代传人对这个问题的看法吧。

目前已有高级别的实证支持脊柱侧弯的运动治疗，但是仅矫正训练得到最高级别的文献支持。这涉及施罗斯的侧弯训练方法。

目前，施罗斯疗法也是全世界脊柱侧弯患者最常用的方法。国际上共有 3 所教授施罗斯疗法的学院，除了施罗斯体系直系传承人韦斯博士以家族事业继承并发展而来的施罗斯最佳实践学院（Schroth Best Practice Academy）之外，还有西班牙巴塞罗那学院（BSBTS 流派）和索伯恩海姆学院（ISST 流派），均是 20 世纪 90 年代施罗斯的衍生派系，除了术语方面的变化，其技术并没有显著的发展。

最初的施罗斯体系由卡塔琳娜创立（原始的施罗斯，Original Schroth），并由克丽丝塔进一步发展，成为中级施罗斯（Intermediate Schroth）。上述衍生派系的施罗斯学院来自克丽丝塔时代。因此，上述学院与原始的卡塔琳娜·施罗斯方法并无直接联系。

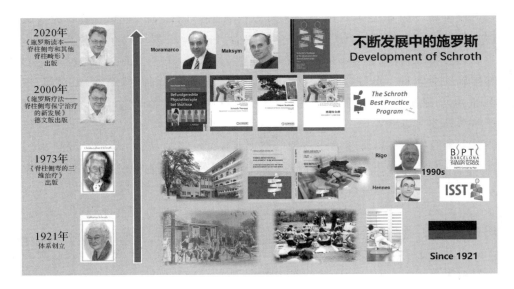

图 A-6　施罗斯体系 100 年的发展历程

　　新的施罗斯体系发展由卡塔琳娜的外孙韦斯博士完成,矫正效果得到加强并且方案得到简化。新的体系中摒弃了部分在住院治疗中使用的可有可无的训练内容,那些也是原有体系中在生物力学方面矫正效果不大的内容,其对姿态性肌肉的调动程度是非常小的。

　　因此,随后的专业治疗师培养课程计划的时长也大大缩减。

　　最新施罗斯体系的成功发展和进步(施罗斯最佳实践体系,SBP)显然引起了中级施罗斯衍生流派的担忧。

　　这两所学院的从业者并没有把自己的经历投入病人身上,对自己的工作进行质的改进,反而发起了反对施罗斯最佳实践的运动。

　　保持施罗斯体系的质量固然非常重要,但是那些仍然固守过时中级施罗斯体系的衍生流派从业者不遗余力地在社交媒体上诋毁施罗斯最佳实践体系,很可能是因为缩短的课程会减少他们的收入。进一步说,如果老师在授课的时候讲一些非常复杂的内容,而且让课堂上很多人都难以理解,学员可能会觉得老师非常特别。

　　最新施罗斯体系发展的目的只是让患者和治疗师的生活更轻松,同时使治疗变得更高效。当然,施罗斯最佳实践体系的治疗师有时也会犯错,但体系越复杂,出错的可能性越大。韦斯的美国朋友 Kathy 分享过一个经历,其中一个衍生流派学院的讲师,是的,一个施罗斯老师,连续 3 天将病人引向错误的训练方向,最后才发现这个错误。当然,每个人都可能会度过糟糕的一天。

然而,因为 SBP 认证课程的时间较短而认为其质量差的想法是荒谬的。如果驾马车 3 天可以走 160 千米,但同样的距离开保时捷仅需 3 小时,这是否意味着保时捷的质量比马车差呢?

只有将训练和矫正动作融入患者生活才能让患者获得在一段时间内独立管控侧弯的能力,并且从长远看来可以完全放弃对物理治疗师的随访。但也许这样的想法会被一些所谓施罗斯导师所唾弃。

图 A-7 是施罗斯 SBP 国际认证课程的培训现场,治疗师们需要掌握各种弯型的体操动作。

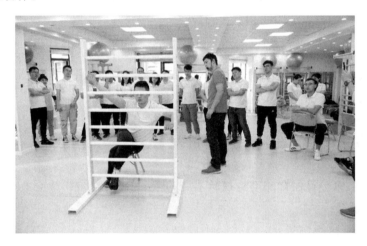

图 A-7　治疗师们在武汉参加施罗斯 SBP 国际认证课程

脊柱侧弯研究学会 22 项(SRS-22r)问卷

姓名：_____   出生日期：_____   填写日期：_____   性别：男 / 女

年龄：_____

病历记录：_____

提示：我们正在小心评估你背部的情况，因此问卷上的每一个问题必须由你亲自回答。

请在每一个问题所提供的选项中，小心圈出你认为最正确的一个答案。

一、以下哪一项最能够准确描述你在过去 6 个月内所感受到痛楚的程度？

无痛楚   轻微   中等

中等至严重   严重

二、以下哪一项最能够准确描述你在过去 1 个月内所感受到疼痛的程度？

无痛楚   轻微   中等

中等至严重   严重

三、整体来说，在过去 6 个月内你有感到十分焦虑吗？

完全没有   小部分时间   有时

大部分时间   全部时间

四、如果你必须在背部维持现状不变的情况下继续生活，你会有什么感受？

十分愉快   某种程度上愉快   没有愉快或不愉快

某种程度上不愉快   十分不愉快

五、你现在的活动能力如何？

只限于床上   基本上不能活动   些微的运动及劳动

有限度的运动及劳动   活动不受限制

六、你在穿上衣服后的外观如何？

很好   好   可以接受

差劲   十分差劲

七、在过去 6 个月内你曾感到十分沮丧以至于任何事物都不能让你开怀吗？

经常   大多数时间   有时

很少数时间   完全没有

八、你在休息时背部感到疼痛吗？

经常　　　　　　　　　大多数时间　　　　　　　有时

很少数时间　　　　　　完全没有

九、你现在在工作地/学校的活动能力为多少？

正常的 100%　　　　　正常的 75%　　　　　　正常的 50%

正常的 25%　　　　　　正常的 0%

十、以下哪一项最能够描述你躯干的外观？（躯干的定义为人的身体除去头部及四肢）

很好　　　　　　　　　好　　　　　　　　　　可以接受

差劲　　　　　　　　　十分差劲

十一、下面哪一项最能准确地描述你因背部疼痛而所需要服用的药物？

无

一般止痛药（每星期服用 1 次或更少）　　　一般止痛药（天天服用）

特效止痛药（每星期服用 1 次或更少）　　　特效止痛药（天天服用）

其他：＿＿＿＿＿＿＿＿＿＿＿＿＿＿＿＿＿＿＿＿＿＿＿＿＿

十二、你的背部疼痛是否影响你做家务的能力？

没有　　　　　　　　　少许　　　　　　　　　某程度上有

很大程度上有　　　　　经常有

十三、整体来说,你在过去 6 个月内有感到安宁和平静吗？

经常　　　　　　　　　大多数时间　　　　　　　有时

很少数时间　　　　　　完全没有

十四、你是否感到你背部的状况对你的人际关系构成影响？

没有　　　　　　　　　少许　　　　　　　　　某种程度上有

很大程度上有　　　　　经常有

十五、你和/或你的家人是否因为你背部的问题而在经济方面遇到困难？

极有　　　　　　　　　很大程度上有　　　　　某种程度上有

少许　　　　　　　　　没有

十六、整体来说,在过去 6 个月内你是否感到失落和灰心？

完全没有　　　　　　　很少数时间　　　　　　　有时

大多数时间　　　　　　经常

十七、在过去 3 个月内你是否因背痛而向学校/公司请假？如有,共有多少天?

0 天   1 天   2 天

3 天   4 天或以上

十八、你背部的状况是否阻碍你和家人或朋友外出?

从来没有   很少数时间   有时

大多数时间   经常

十九、你现在背部的状况是否让你觉得自己仍有吸引力?

会,很有吸引力   会,某种程度上有吸引力   无影响

否,没有什么吸引力   否,完全没有吸引力

二十、整体来说,你在过去的 6 个月里感到愉快吗?

完全没有   很少数时间   有时

大多数时间   经常

二十一、你对你背部治疗的成效感到满意吗?

十分满意   满意   不是满意,也不是不满意

不满意   非常不满意

二十二、如果你的背部再次遇到同类的情况你是否接受同样的治疗?

一定会   可能会   不清楚

可能不会   一定不会

多谢你的合作,如有任何意见请填写在以下的空白处。

施罗斯学习的主要参考书列表

书 名	出版时间	作 者	介 绍
《脊柱侧弯的三维治疗》	1973 年	Christa Lehnert-Schroth	该书就像一部教科书,综论不同病理侧弯引起的脊柱畸形病例,阐释如何用运动、特殊的旋转呼吸、肌肉伸展等方法矫正弧度。作者毫不吝惜地与医护界及公众讲解施罗斯疗法的理论、临床治疗的心得,并强调患者的心理素质是治疗成功的关键,且愿同业不可掉以轻心。该书主要针对度数在 60°以上、躯干较僵硬的侧弯患者,但有些动作已不适合目前度数较小的侧弯患者训练。适合专业人士阅读
《施罗斯疗法——脊柱侧弯保守治疗的新发展》	英文版2015 年第一版2018 年第二版	Hans-Rudolf Weiss,Christa Lehnert-Schroth,Marc Moramarco	该书中的施罗斯最佳实践体系是施罗斯体系在原有的住院治疗和传统施罗斯训练方法上的一次重大发展和突破,训练方法变得更加简单和高效,患者更易掌握,进行居家练习。该书第二版加入了最新的实证数据和补充训练方法。目前施罗斯治疗师的治疗和患者的支具制作及体操训练都基于该书的体系成果。适合专业人士及患者阅读
《我有脊柱侧弯》	2013 年	Hans-Rudolf Weiss	面对脊柱侧弯这一疾病,许多患者及家庭都会手足无措、十分焦虑,该书是给侧弯患者及家人的指南,通过一个个孩子矫正的经历,大家能够坦然面对侧弯矫正的过程。阅读此书后,治疗师在矫正过程中和患者的沟通交流会更容易,互相配合也更好,达到更好的矫正结果。适合患者阅读

续　表

书　名	出版时间	作　者	介　绍
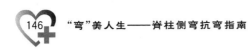 《施罗斯读本——脊柱侧弯和其他脊柱畸形》	2020 年	Marc Moramarco，Hans-Rudolf Weiss，Maksym Borysov	基于 SBP 体系，从循证医学的角度对治疗原理、病理、支具治疗、临床诊断等进行了更深层次的介绍和探究。 适合专业人士阅读
《脊柱侧弯的保守治疗》	2017 年	南小峰	施罗斯中国团队的实践成果。 适合专业人士及患者阅读
《德国施罗斯矫形体系治疗脊柱侧弯》	2019 年	南小峰	施罗斯中国团队的实践成果。 适合专业人士及患者阅读
《脊柱侧弯保守治疗 100 例》	2021 年	南小峰、谢华	施罗斯中国团队的实践成果。 适合专业人士及患者阅读

支具定制知情选择书

姓名：_____ 支具编号：_____

一、这是一份有关支具定制的告知书。目的是告诉您有关支具定制及使用过程的相关事宜，请您仔细阅读，提出与本次支具定制有关的任何疑问，决定是否同意进行支具定制。

二、一般情况下，支具使用是安全可靠的，但因每个人的健康状况、个体差异及某些不可预测的因素，在支具穿戴过程中可能会出现下列不适、并发症或风险：

1. 支具固定后造成的关节挛缩；

2. 支具制动后诱发失用性肌萎缩、肌无力、骨质疏松或者造成骨质疏松进一步加重、肌痉挛程度加重；

3. 支具穿戴引起局部皮肤破溃、过敏和局部血液循环障碍；

4. 支具穿戴后造成的关节活动度受限；

5. 支具穿戴过程中出现骨折或原有体态变形；

6. 支具穿戴后无法纠正 Cobb 角度数；

7. 支具长期佩戴出现的心理依赖性；

8. 其他难以预料的严重情况或预计到但无法避免的意外情况出现，导致侧弯加重；

9. 使用期间，不得自行修改支具，如自行修改所造成的任何问题由患者自行承担。

三、因为支具属于全定制类产品，不支持退费请求，您在确认定制支具前已经充分了解施罗斯体系的理念，完全尊重支具师的专业意见，并同意按照支具师意见进行充分配合。

工作人员签字：

您以下的签名表示：

1. 您已阅读并理解、同意前面所述的内容；

2. 工作人员对以上提出的情况向您做了充分的解释；

3. 您已经得到了有关支具定制的相关信息，同意为您施行支具配置。

支具使用人签字：_____ 或受委托人签字：_____ 与支具使用人关系：_____

日期：_____ 年_____ 月_____ 日

脊柱侧弯矫形记录表

第一部分
基础信息

姓名：		性别:男 □ 女 □	出生日期： 年 月 日	
家长姓名：		电话：	邮箱/QQ：	
通信地址：			家族史:是□ 否□	
初次发现侧弯时间： 年 月			月经初潮时间： 年 月	
特发性脊柱侧弯：		先天性脊柱侧弯：	其他：	
首次穿戴支架时间： 年 月			支架类型：	
每日穿戴时间:22 小时 □ 夜间 □ 部分 □ 备注：				

施罗斯分型
Lehnert-Schroth augmented classification:

3CH 3CTL 3C 3CL 4C 4CL 4CTL

3CH 3CTL 3C 3CL 4CL 4CTL

Rirht	项目	Left
	指关节背伸超过 90°	
	大拇指被动屈曲位置达到前臂的屈面	
	肘关节被动过伸超过 10°	
	膝关节被动过伸超过 10°	
	双膝完全伸直站在地面上,双手掌可以平放到地面上	

Cobb 角:T L 轴线偏离：

Risser 指征:0 1 2 3 4 5

柔韧度:僵硬 中等 柔软

佩戴支具后 Cobb 角:T L

支架适配评估： 轴线偏离：

Beighton 得分：_____
各项符合则得 1 分。总分≥4 分表示全身性关节活动度过大

外观照片： 背部皮肤变化：

胸凸：	腰凸：	背部倾斜角：	下肢长度:等长 左长 右长
身高：		体重：	坐高：
备注：			

第二部分
既往治疗史

支具佩戴:□是　　□否		支具制作单位:	
首次穿戴支具时间:　　年　　月		支具类型:	
每日穿戴时间:□22 小时　□夜间　□部分　备注:			
体操训练:□是　　□否		体操授课单位:	
体操训练内容:□矫形操　□核心　□心肺　□平衡　□松解			
每日练操时长:□2 小时　□1 小时　□30 分钟　□30 分钟以下			

既往治疗评估	X 线片	Cobb 角	□改善　□维持　□加重
		中线	□改善　□维持　□偏移加重
	体表	ATR	□改善　□维持　□加重
		中线	□改善　□维持　□偏移加重

（请于此处粘贴原始 X 线片及体表照片）

第三部分
复查记录

复查日期：	复查地点：
支具	支具检查： 穿戴时长：□22 小时　　□16 小时　　□12 小时　　＿＿＿＿小时 穿戴松紧：□过松　　□正常　　□收紧 中线：□过矫　　□回正　　□维持 剃刀背：上胸段＝　　　　　；胸段＝　　　　　；腰段＝ 支具调整记录： 　　　　　　　　　　　　　　　支具师：
体操	日常训练完成情况： 体操质量评估：□优秀　　□合格　　□一般 日常训练调整：　　　　　　　　　　　分型： 施罗斯强化训练：□2 小时　　□1 小时　　□30 分钟 腰背肌核心训练：□1 小时　　□30 分钟　　□15 分钟 脊柱松解训练：□30 分钟　　□15 分钟 心肺增强训练：□30 分钟　　□15 分钟 中线矫正训练：□30 分钟　　□15 分钟 　　　　　　　　　　　　　　　体操治疗师：
下次复查日期：	年　　　　月　　　　日

复查记录

复查日期：	复查地点：

支具	支具检查： 穿戴时长：□22 小时　　□16 小时　　□12 小时　　_____ 小时 穿戴松紧：□过松　　□正常　　□收紧 中线：□过矫　　□回正　　□维持 剃刀背：上胸段＝　　　　；胸段＝　　　　；腰段＝ 支具调整记录： 支具师：
体操	日常训练完成情况： 体操质量评估：□优秀　　□合格　　□一般 日常训练调整：　　　　　　　　分型： 施罗斯强化训练：□2 小时　　□1 小时　　□30 分钟 腰背肌核心训练：□1 小时　　□30 分钟　　□15 分钟 脊柱松解训练：□30 分钟　　□15 分钟 心肺增强训练：□30 分钟　　□15 分钟 中线矫正训练：□30 分钟　　□15 分钟 体操治疗师：
下次复查日期：	年　　　月　　　日
备注：	

复查记录

复查日期：	复查地点：

支具	支具检查： 穿戴时长：□22 小时　□16 小时　□12 小时　＿＿＿＿小时 穿戴松紧：□过松　□正常　□收紧 中线：□过矫　□回正　□维持 剃刀背：上胸段＝　　　　;胸段＝　　　　;腰段＝ 支具调整记录： 　　　　　　　　　　　支具师：
体操	日常训练完成情况： 体操质量评估：　□优秀　□合格　□一般 日常训练调整：　　　　　　　　　分型： 施罗斯强化训练：□2 小时　□1 小时　□30 分钟 腰背肌核心训练：□1 小时　□30 分钟　□15 分钟 脊柱松解训练：□30 分钟　□15 分钟 心肺增强训练：□30 分钟　□15 分钟 中线矫正训练：□30 分钟　□15 分钟 　　　　　　　　　　体操治疗师：
下次复查日期：	年　　　月　　　日
备注：	

复查记录

复查日期：		复查地点：
支具	支具检查： 穿戴时长：□22 小时　□16 小时　□12 小时　＿＿＿小时 穿戴松紧：□过松　□正常　□收紧 中线：□过矫　□回正　□维持 剃刀背：上胸段＝　　　；胸段＝　　　；腰段＝ 支具调整记录： 支具师：	
体操	日常训练完成情况： 体操质量评估：□优秀　□合格　□一般 日常训练调整：　　　　　　　分型： 施罗斯强化训练：□2 小时　□1 小时　□30 分钟 腰背肌核心训练：□1 小时　□30 分钟　□15 分钟 脊柱松解训练：　□30 分钟　□15 分钟 心肺增强训练：　□30 分钟　□15 分钟 中线矫正训练：　□30 分钟　□15 分钟 体操治疗师：	
下次复查日期：　　年　　月　　日		
备注：		

复查记录

复查日期：	复查地点：

支具	支具检查： 穿戴时长：□22 小时　□16 小时　□12 小时 _____小时 穿戴松紧：□过松　□正常　□收紧 中线：□过矫　□回正　□维持 剃刀背：上胸段＝　　　　;胸段＝　　　　;腰段＝ 支具调整记录： 　　　　　　　　　　　　　　　　　支具师：
体操	日常训练完成情况： 体操质量评估：□优秀　□合格　□一般 日常训练调整：　　　　　　　　　分型： 施罗斯强化训练：□2 小时　□1 小时　□30 分钟 腰背肌核心训练：□1 小时　□30 分钟　□15 分钟 脊柱松解训练：□30 分钟　□15 分钟 心肺增强训练：□30 分钟　□15 分钟 中线矫正训练：□30 分钟　□15 分钟 　　　　　　　　　　　　　　　体操治疗师：
下次复查日期：　　　　年　　　月　　　日	
备注：	

复查体态及 X 线片对比照片

请于此处粘贴 X 线片对比照片

请于此处粘贴体态对比照片

复查记录

复查日期：		复查地点：	
支具	支具检查： 穿戴时长：□22 小时　□16 小时　□12 小时　_____小时 穿戴松紧：□过松　□正常　□收紧 中线：□过矫　□回正　□维持 剃刀背：上胸段＝　　　；胸段＝　　　；腰段＝ 支具调整记录： 　　　　　　　　　　　　　　　　支具师：		
体操	日常训练完成情况： 体操质量评估：　□优秀　　□合格　　□一般 日常训练调整：　　　　　　　　　分型： 施罗斯强化训练：□2 小时　　□1 小时　　□30 分钟 腰背肌核心训练：□1 小时　　□30 分钟　　□15 分钟 脊柱松解训练：□30 分钟　　□15 分钟 心肺增强训练：□30 分钟　　□15 分钟 中线矫正训练：□30 分钟　　□15 分钟 　　　　　　　　　　　　　　体操治疗师：		
下次复查日期：　　　　年　　　月　　　日			
备注：			

复查记录

复查日期：	复查地点：
支具	支具检查： 穿戴时长：□22 小时　□16 小时　□12 小时　　　　小时 穿戴松紧：□过松　□正常　□收紧 中线：□过矫　□回正　□维持 剃刀背：上胸段＝　　　　；胸段＝　　　　；腰段＝ 支具调整记录： 　　　　　　　　　　　　支具师：
体操	日常训练完成情况： 体操质量评估：□优秀　□合格　□一般 日常训练调整：　　　　　　　　　分型： 施罗斯强化训练：□2 小时　□1 小时　□30 分钟 腰背肌核心训练：□1 小时　□30 分钟　□15 分钟 脊柱松解训练：□30 分钟　□15 分钟 心肺增强训练：□30 分钟　□15 分钟 中线矫正训练：□30 分钟　□15 分钟 　　　　　　　　　　　　体操治疗师：
下次复查日期：	年　　　月　　　日
备注：	

复查记录

复查日期：	复查地点：

支具	支具检查： 穿戴时长：□22 小时　　□16 小时　　□12 小时　　_____小时 穿戴松紧：□过松　　□正常　　□收紧 中线：□过矫　　□回正　　□维持 剃刀背：上胸段＝　　　；胸段＝　　　；腰段＝ 支具调整记录： 支具师：
体操	日常训练完成情况： 体操质量评估：　□优秀　　□合格　　□一般 日常训练调整：　　　　　　　　　分型： 施罗斯强化训练：□2 小时　　□1 小时　　□30 分钟 腰背肌核心训练：□1 小时　　□30 分钟　　□15 分钟 脊柱松解训练：□30 分钟　　□15 分钟 心肺增强训练：□30 分钟　　□15 分钟 中线矫正训练：□30 分钟　　□15 分钟 体操治疗师：
下次复查日期：	年　　　　月　　　　日
备注：	

复查记录

复查日期：	复查地点：

支具	支具检查： 穿戴时长：□22 小时　□16 小时　□12 小时　_____ 小时 穿戴松紧：□过松　□正常　□收紧 中线：□过矫　□回正　□维持 剃刀背：上胸段＝　　　　;胸段＝　　　　;腰段＝ 支具调整记录： 支具师：
体操	日常训练完成情况： 体操质量评估：□优秀　□合格　□一般 日常训练调整：　　　　　　分型： 施罗斯强化训练:□2 小时　□1 小时　□30 分钟 腰背肌核心训练:□1 小时　□30 分钟　□15 分钟 脊柱松解训练:□30 分钟　□15 分钟 心肺增强训练:□30 分钟　□15 分钟 中线矫正训练:□30 分钟　□15 分钟 体操治疗师：

下次复查日期：	年　　月　　日
备注：	

复查记录

复查日期：	复查地点：

支具	支具检查： 穿戴时长：□22 小时　□16 小时　□12 小时　_____小时 穿戴松紧：□过松　□正常　□收紧 中线：□过矫　□回正　□维持 剃刀背：上胸段＝　　　　;胸段＝　　　　;腰段＝ 支具调整记录： 　　　　　　　　　　　支具师：
体操	日常训练完成情况： 体操质量评估：　□优秀　□合格　□一般 日常训练调整：　　　　　　　　分型： 施罗斯强化训练：□2 小时　□1 小时　□30 分钟 腰背肌核心训练：□1 小时　□30 分钟　□15 分钟 脊柱松解训练：□30 分钟　□15 分钟 心肺增强训练：□30 分钟　□15 分钟 中线矫正训练：□30 分钟　□15 分钟 　　　　　　　　　　体操治疗师：
下次复查日期：	年　　　月　　　日
备注：	

复查体态及 X 线片对比照片

请于此处粘贴 X 线片对比照片

请于此处粘贴体态对比照片